Alexandra Tschom · Die Kunst des Qi Gong und Tai Chi

Alexandra Tschom

Die Kunst des Qi Gong und Tai Chi

Alte Wege neu beschreiten

Theseus Verlag

Theseus im Internet: www.theseus-verlag.de.

Bibliografische Information der Deutschen Bibliothek
Die Deutsche Bibliothek verzeichnet diese Publikation
in der deutschen Nationalbibliografie;
detaillierte bibliografische Daten sind im Internet über
http://dnb.ddb.de abrufbar.

ISBN 978-3-7831-9544-6

Originalausgabe

Umschlaggestaltung: Morian & Bayer-Eynck, Coesfeld,
www.mbedesign.de unter Verwendung eines Fotos von
© Hildegard Morian
Alle Abbildungen © Horst Lausegger
Lektorat: Susanne Klein
Gestaltung und Satz: Ingeburg Zoschke, Berlin
Druck: CPI – Clausen & Bosse, Leck
Printed in Germany

Gedruckt auf alterungsbeständigem Papier mit
chlorfrei gebleichtem Zellstoff

Für meine Freunde

Inhalt

I. Einführung in chinesische Naturphilosophie 9

Aller Anfang … 11
Östliches Wissen 13
Konfuzianismus 14
Daoismus 14
Qi in der daoistischen Naturlehre 16
Qi Gong – die Arbeit mit Qi 20
Tai Chi – Qi im Bewegungsfluss 25
Innere und äußere Bewegung 28

II. Allgemeine Grundpraxis 33

Die Natürlichkeit der Bewegung 35
Übungen zum Körperstrukturaufbau 36
Bewegungsprinzipien 53
Grundelemente und eine kleine Bewegungsfolge 56
Grundübungen 56
Tai Chi-Elemente zum Beginnen 64
Eine kleine Tai Chi-Form – Elemente verbinden 82
Inneres Üben 84
Aufmerksamkeit schulen 84
Atmung und Vorstellung 86
Daoistische Meditation 88
Zhan Zhuang – Meditation und inneres Üben im Stehen 90

III. Die Arbeit mit den Prinzipien 97

Song – mittlere Konzentration 99
Spannung loslassen 99
Sehn-Sucht nach Entspannung in einer Leistungsgesellschaft 101
Bewegungsprinzipien 111
Sein als Ganzes 111
Jede Bewegung zu ihrer Zeit 113
Aufrichtung und Verwurzelung 115
Qi-Gefühl üben 117
Meditation und Kontemplation 128

IV. Die Kunst heilsamer meditativer Persönlichkeitsarbeit 139

Das Gewahrwerden einer Tiefenstruktur 141
Das meditative Selbst 143
Meditatives Arbeiten in drei »Wegspuren« 145
Die erste Wegspur – allgemein stärkendes Üben 146
Die zweite Wegspur – sich eigener Strukturen gewahr werden, spüren lernen 148
Die dritte Wegspur – »durcharbeiten« 152

V. Meditatives Üben als Weg der Selbsterkenntnis 159

Anhang
Anmerkungen 172
Fachbegriffe 175
Literatur 177
Über die Autorin 179

I.

Einführung in chinesische Naturphilosophie

Aller Anfang …

Wenn ich daran zurückdenke, wie leichtgläubig ich zu Beginn meiner Entdeckungsreise in diesen alten östlichen Künsten war, muss ich heute schmunzeln. Als ich in den späten Achtzigerjahren zu lernen begann, war Qi Gong noch eher ein Fremdwort, und Tai Chi kannte man als *sehr fernöstliche* Bewegungsfolge. Übungen wurden vorgeführt, irgendwie *bewegte* man sich hinterher. Anleitungen wurden gegeben, *irgendwie* war man beeindruckt. Von einer Tai Chi-Stellung zur nächsten kämpften wir uns durch, auf der immerwährenden Suche nach dem Qi, das sich dann *irgendwie* und *irgendwann* zeigen sollte. »Übe so und so lange, und das Qi wird besser fließen.« Aha, aber *wie* soll das dann sein? Ein gutes Gefühl, ja und? Vermehrtes Strömen, aber bitte wie denn?

»Du gehst zum Tai Chi?«, fragten meine Freunde skeptisch. »Ja, tu ich«, antwortete ich und nickte vielsagend, obwohl ich gar nicht verstand, wozu wir diese Bewegungsfolge wie ein »lang gezogenes Rätsel« in vollendeter Perfektion von Woche zu Woche immer weiter lernten. »Worum geht's denn da?«, wurde ich gefragt. »Na, ums Qi«, erklärte ich, denn das – da war ich mir sicher – würde all die Mühe schon wert sein. Mein Qi aber wollte nicht so recht. Strikte Übungsanleitungen und getreues Befolgen haben mein Qi wohl eher verschreckt. Dass es dieses alte Wissen gibt und es sich lohnen würde, den Spuren dieser alten Künste zu folgen, konnte ich damals dennoch zumindest erahnen. So ließ ich mich denn auch nicht abschütteln auf den verschlungenen Pfaden zu den Hintergründen und zum Wesentlichen. Eine spannende Reise begann, die sich schließlich gelohnt hat, denn es zeigte sich ein ungemein praktikabler Weg, Qi Gong und Tai Chi zu erlernen. Dieser Übungsweg orientiert sich an den grundlegenden Prinzipien und lässt viel Spielraum für individuelle Herangehensweisen. Übungsanleitungen sind gut und wichtig, kann man aber die dahinter liegenden Prinzipien kaum oder gar nicht erahnen, wird es schwierig, und die Schönheit dieses Wissens verliert sich. Gerade aber dieser Schönheit zu folgen, bringt die eigene Tai Chi-Fähigkeit zum Blühen.

Den naturphilosophischen Kontexten dieses alten Wissens zu folgen, um die eigene Übungspraxis daran auszurichten, birgt wesentlich mehr Erfahrungsgehalt als ein Befolgen bestimmter Übungsanleitungen oder ein naiver Glaube an romantische Heilsversprechungen. Diese alte Praxis kann Ausgangspunkt zur Entdeckung gänzlich neuer, spannender Facetten und Möglichkeiten der eigenen Persönlichkeit sein. Dabei geht es immer um er- und gelebte Erfahrung. Erfahrung dessen, wer *Ich* bin, im Sinne dieses Qi, im Sinne meines und unseres natürlichen Seins, unseres So-Seins als ganz normale sterbliche Wesen.

Östliches Wissen

Die Spuren des Wissens, denen ein Qi Gong- und Tai Chi-Übender[1] folgt, reichen bis in die daoistischen Strömungen alter chinesischer Kultur zurück. Qi Gong (Arbeit mit Qi) ist als Selbstpraxis – die Chinesen bezeichnen dies oft auch als Selbstkultivierung – vor allem innerhalb der daoistischen Kultur entwickelt worden. Vom 6. bis zum 3. Jahrhundert vor unserer Zeitrechnung erlebte die daoistische Naturphilosophie, neben der bei weitem bedeutsameren konfuzianischen Gesellschaftslehre, einen nie wieder erreichten Aufschwung, welcher sich in vielen Aufzeichnungen und Schriften niederschlug. Am bekanntesten sind vielleicht die Klassiker des Laozi (Daodcjing), des Zhuang Zhu oder auch des Ge Hong.[2] Die Schriften des legendären »Gelben Kaisers«, ein Klassiker der chinesischen Medizin, werden oft schon auf ca. 2000 v. Chr. oder sogar noch früher datiert.[3] Qi-Forschung wurde also schon sehr lange betrieben und reicht zurück in die Zeit von Chinas möglicherweise matriarchalischen Wurzeln[4]. Bevor ich mich einer Beschreibung dieser chinesischen (daoistischen) Naturlehre zuwende, folgt hier zunächst ein kurzer Blick auf die beiden wichtigsten Strömungen chinesischer Kultur: Konfuzianismus und Daoismus.

Konfuzianismus

Der Zeitraum zwischen dem 6. und 3. Jahrhundert v. Chr. wird in China auch als die »Zeit der streitenden Reiche« bezeichnet. Viele kleinere und größere Fürstentümer und Dynastien kämpften um Anerkennung und Vorherrschaft. Zu dieser Zeit treten einige für die Folgezeit bedeutsame und auch prägende Persönlichkeiten auf. Einer der bekanntesten Philosophen ist Konfuzius (551–479). Seine Lehre hat bis heute einen zentralen Einfluss auf das politische und allgemeine gesellschaftliche Leben Chinas. Fragen wie »Was macht den Menschen aus in seiner Stellung zwischen Himmel und Erde?« oder »Was macht einen guten Menschen aus?« stehen im Vordergrund seiner Lehre. Er antwortete auf die Wirren und Kämpfe seiner Zeit mit einem moralisch-ethischen Konzept. Der Mensch, so Konfuzius, hat die Fähigkeit und die Verantwortung, gut und moralisch wertvoll zu handeln, da er sich von der Natur durch Mitmenschlichkeit (*Ren*) unterscheidet. Diese Fähigkeit übertrage ihm die Verantwortung, ja die Pflicht, für sein Handeln einzustehen. Die Ordnung des Kosmos sei auf ein ethisches und im Sinne seiner Lehre richtiges menschliches Verhalten angewiesen. Dazu ist für Konfuzius eine strenge hierarchische und patriarchalische Ordnung von Familie und Gesellschaft unentbehrlich.[5] Daraus resultieren eine Vielzahl an Regeln und Riten, die in der Folge oft zu inhaltsleeren Ritualen verkamen. Das Revolutionäre und Innovative seiner Ideen ist jedoch, dass sogar ein einfacher Bauer, ein einfacher Mensch, ein »Edler« werden konnte, was bis dato Adeligen vorbehalten war.

Daoismus

Ganz anders verhält es sich hingegen mit der zweiten großen Strömung Chinas, dem Daoismus. Die Antwort der Daoisten auf die Zeit der Kämpfe und Wirren war die des Rückzuges. Sie bevorzugen ein *Heraushalten* aus zu viel gesellschaftlicher Aktivität. Wird eine Gesellschaft zu groß, müssen Regeln und eine Ordnung entstehen, welche dem Menschen, so die Daoisten, nicht zuträglich sind. Das beste Leben führe man in kleinen Gemeinschaften, die wenig Reglementierung brauchen. Man könnte sie auch als Freidenker oder als Naturphilosophen bezeichnen. Typisch für diese Denker ist ihr Interesse an Naturbeobachtung und an meditativer »Persönlichkeitsverfeinerung«. Für die Konfuzianer steht »der gute und edle Mensch« im Vordergrund menschlichen Strebens. Für die Daoisten ist allein der »wahre Mensch« ein Weiser. Dieser »wahre Mensch« unterwirft sich keiner weltlichen Autorität, er folgt lediglich den Gesetzen des Dao.[6] Dao ist ein Synonym für eine ursprüngliche, natürliche und spontane Kraft oder für ein alles durchdringendes Prinzip. Hat der Mensch genügend Zeit und Kraft für seine persönliche Kultivierung, so strebt er danach, ein wahrer Mensch zu werden, das heißt, durch meditative Praxis mit dem Dao zu verschmelzen.

Die große kulturelle Leistung dieser daoistischen Denker war es m. E., eine prozesshafte Sicht – oder vielleicht besser ausgedrückt –, eine leiblich erfühlte Sicht der Welt zu entwickeln, eine erfühlte Sicht der Welt, die nicht im Spekulativen endet, sondern in ein konkretes und ganzheitliches Heilwissen mündet. Als Auswirkung dieser alten Forschungen hat zum Beispiel die chinesische Medizin mit ihren Beschreibungen des Qi-Systems im Menschen, mit all seinen Energiebahnen, Zentren und Wechselwirkungen, nunmehr auch in der westlichen Medizin ihre Anerkennung gefunden. Die Beschreibungen dieser alten Naturphilosophie beziehen sich immer auf Qi, jenen Begriff, der die westliche Welt seit jeher zu den vielfältigsten und teilweise kuriosesten Übersetzungen verführt hat.

Qi in der daoistischen Naturlehre

Qi, so könnte man sagen, ist für die chinesische Kultur eine reale Erfahrung des Strömens und Fließens im Menschen und in der Umwelt. Qi ist in seinem Aspekt des Strömens und Fließens auf jeden Fall Entität. Mit unserer Sprache gesprochen heißt dies, es ist etwas »Seiendes«, etwas Erfahr- und Erlebbares, etwas völlig Reales, dem man sich – wenn man seine Sinne, seinen Leib, sein Bewusstsein schult – annähern kann bzw. mit dem man in heilsamer Weise umzugehen lernen kann. Diesem Qi, einem Strömen und Fließen als naturhaft durchdringendem Geschehen, wird also eindeutig die Möglichkeit eines realen Erlebens zugeordnet. Die alten Daoisten haben sich sozusagen auf die Erforschung subtilster Prozesse der Natur spezialisiert. Dieses Wissen bezieht sich auf die Wechselwirkungen der Natur als Gesamtheit und auf das Phänomen Qi, das in diesem Kulturkontext alles Leben bedingt, aufbaut und durchdringt. Da Qi alles Leben bedingt und aus diesem Fließen sich alles weitere Leben (heraus)entwickelt, wird verständlich, dass Qi in dieser alten Lehre zugleich das Fließen ist, das wir als Mensch ganz konkret spüren können,[7] als auch das Naturprinzip des Lebens, der Veränderung, des Werdens und Vergehens. Wie dieses Denken eigenes Wirklichkeitsverständnis verändern kann, zeigt ein Auszug aus der Arbeit von Victoria, einer meiner Schülerinnen[8]:

Natur-Sein

»Sich vorzustellen, dass man mit allen Lebewesen, der Natur, dem Universum durch Qi in Verbindung steht, hat für mich auch eine spirituelle Dimension. Man könnte es auch auf diese Weise sehen: Alles, was mit den Lebewesen, der Natur, dem Universum geschieht, hat auch ein ganz klein wenig mit mir zu tun. Und so wie in der Natur alles sich ständig wandelt, eins ins andere übergeht und wieder eins das andere hervorbringt, kann ich mir vorstellen, dass das auch mich betrifft.«

Qi ist in diesem Kontext alles, was *Leben ist,* und zeichnet sich durch stetigen Wandel und Wechsel, durch Fluktuation von einer Qualität in eine nächste, andere aus. Diese Wandlungstendenzen zeigen sich deutlich in den Konzepten der Wandlungsphasen[9] sowie in den Schriften des Ijings, des bekannten chinesischen Weisheitsorakels. In der chinesischen Medizin versteht man Qi als *Wurzel,* sozusagen als Träger aller Symptome an und in uns, ob körperlich, psychisch oder seelisch. Dies ist einfach zu verstehen, wenn man bedenkt, dass es keine klare Trennlinie zwischen dem, was wir mit *feinstofflich* oder auch *geistig* benennen, und der Materie oder dem materiellem Leben gibt.[10] Wenn Qi in seiner subtilsten Form als feines Fließen oder einfach als *Information* vorhanden ist, dann ist der Übergang in (für Alltagserfahrung) sichtbare Materie einfach nur genau das – ein Übergang.

> Es ist so, dass der Mensch sich im Qi befindet und sich das Qi im Menschen befindet. Zwischen Himmel und Erde gibt es kein Wesen, das nicht das Qi des Himmels benötigte, um erzeugt zu werden und existieren zu können. Diejenigen, die danach streben, das Qi zu bewegen,

> nähren im Inneren das Leben und vermeiden außerhalb des Körpers Übles. Die Masse macht aber Gebrauch vom Qi, ohne dies zu wissen.
>
> Ge Hong, 3. Jh. v. Chr.

Synonym allen Lebens und Werdens in diesem alten Weltbild ist das Dao, welches sich den Gesetzen von Raum und Zeit – und somit (alltäglichem) menschlichem Erkennen – entzieht. Als Prinzip, gleichsam als Spannung, steht es in diesem Weltmodell für die kosmische bzw. universale Dynamik des Werden und Vergehens. Dao, der Weg, ist das grundlegende Prinzip, auf das sich jedes Werden und alles, was geschieht, bezieht. Doch ist es vom *Werden und Sein* nicht getrennt. Das Dao hat zwar – in einer behelfsmäßigen Interpretation – im Uranfang des Lebens seinen Ursprung, entzieht sich jedoch einem *Vorher und Nachher.* Sich dem Dao *hinzugeben* heißt im alten chinesischen Sinn, sich diesem Prinzip anzuvertrauen, sich selbst zu *vergessen,* um mit dem Dao gleichsam zu *verschmelzen.*

> Es gibt ein Ding, in dem das Chaos vollständig ist und das noch vor der Entstehung von Himmel und Erde da war … Es ist einzig und unveränderlich. Es dreht sich im Kreise und hört nicht auf. Man kann es als die Mutter dessen bezeichnen, was unter dem Himmel ist. Ich kenne seinen Namen nicht, das Schriftzeichen dafür aber heißt ›Weg‹ – Dao.
>
> Laozi, 3. Jh. v. Chr.

Die westliche Kultur war und ist oft versucht, Qi und das daraus resultierende Erleben, welches die Chinesen recht anschaulich beschreiben, als Gefühl, als Intuition oder einfach als *Geist* zu interpretieren, ohne sich so richtig auf die Spuren des Erlebens einzulassen. Im Kontext eines zeitgenössisch-westlichen leiblichen Verständnisses wird Qi oft mit Energie oder auch mit Lebenskraft bzw. Lebensenergie übersetzt und assoziiert. Interessant ist in diesem Zusammenhang, dass der Begriff *Energie* erst Mitte des 19. Jahrhunderts in die westlich-physikalische Welt eingeführt wurde. Als Julius Robert Mayer 1842 seinen Energieerhaltungssatz aufstellte, griff er dabei auf den alten aristotelischen Begriff *energeia* (Wirkkraft) zurück. Manfred Kubny weist in seinem Buch »Qi – Lebenskraftkonzepte in China« darauf hin, dass Sigmund Freud die Thesen von Julius Robert Mayer kannte und er seinerseits den Begriff »Energie« dann in seine psychotherapeutischen Konzepte und Thesen einfließen ließ.[11] In der Psychologie und Psychotherapie wurde in der Folge der Begriff der Energie in die Fachsprache eingeflochten, um jene nicht greifbaren, jedoch spürbaren (und wirksamen) *Kräfte* in Körper und Psyche benennen zu können, ohne auf den alten Begriff Geist zurückgreifen zu müssen. Heute gebrauchen wir den Begriff Energie ganz selbstverständlich, um unsere körperlich-geistige Verfassung sprachlich auszudrücken.[12]

Qi Gong – die Arbeit mit Qi

Tai Chi und Qi Gong sind östliche Methoden, die das Wissen um die Fähigkeiten vermitteln, Qi aufzubauen, ins Fließen zu bringen und zu regulieren. Dabei ist es wichtig – und das wussten die alten Chinesen bereits –, dass man so übt, wie es dem eigenen Wesen, der eigenen individuellen Natur entspricht.

> … das ist nichts, dem man eine schriftliche Erklärung geben könnte; es schriftlich niederzulegen ist schwierig. Man muss viel verstanden und erfahren haben, und für Menschen, die sich hierin schulen, ist es notwendig, bei klarem Verstand zu sein, denn Einlass findet nur, wer in sich selbst tief genug bewegt ist, um aus eigenem [Antrieb] bis zur Tür zu gelangen. Würde alles aufgeschrieben, so hätte man aus einer lebendigen Methode eine tote gemacht. Da die Menschen nach Natur und Empfinden verschieden sind, da sie von unterschiedlicher Veranlagung sind, könnten sie mit der Praxis toter Methoden Krankheiten heraufbeschwören und würden nicht nur keinen Nutzen, sondern sogar Schaden stiften.
>
> Sun Bu Er , Daoistin aus dem 12. Jh.

Qi Gong ist ein Übungsweg, der die gesamte Persönlichkeitsstruktur verlangt. Kein Geist, der sich unabhängig vom Körper bewegt. Kein Körper, der sich quasi beherrschen lässt. Nur Qi, das fließen und sich mehr und mehr durch fühlbare Vermittlung in Bewegung und Dynamik ausdrücken will. Das heißt, es geht nicht darum, Kontrolle über den Körper zu bekommen, was einer sehr westlichen – und ob westlich oder östlich – patriarchalischen Vorstellung entspricht. Vielmehr handelt es sich um einen Prozess langsamen Lernens, in dem man Schritt für Schritt zu einer veränderten Weise des Bewegens durchdringen wird. Strikte Methoden ersticken diese Künste und führen niemals zu Leichtigkeit und Freiheit. Komplizierte und langwierige Übungsformen beschäftigen Lehrer und Schüler, verstellen aber oft den Blick aufs Wesentliche.

Einfach ausgedrückt, entwickelt sich diese Methode aus der Verbindung von Bewegung, Vorstellung, innerem Üben, Meditation und Kontemplation. Von einer Methode zu sprechen ist natürlich ein wenig problematisch, da dies eher einem mechanistischen Ursache-Wirkung-Denken entspricht, welchem sich diese Praxis in jedem Fall entzieht. So wird auch in der Literatur immer wieder darauf hingewiesen, dass es nicht um ein Meistern von Übungen und Techniken geht, sondern sich diese Kunst nur durch meditative Übung entwickeln kann, in welche die gesamte Persönlichkeit eingebunden ist.

Natürlich sind die Übungsanleitungen und Praxisbeschreibungen kultur- und zeitspezifisch zu verstehen und mit metaphorischen Beschreibungen umgeben, die für westliche Menschen ohne Kenntnis der östlichen Kultur nur sehr schwer verstehbar sind. Als westlicher Mensch ist man immer in Versuchung, östliche Erkenntnisse sofort und ohne die nötige Praxiserfahrung zu interpretieren. Die blumigen Umschreibungen und die metaphorisch-sinnliche Welt der Beschreibung erschließt sich dem Lernenden erst mit viel Geduld. Die zugrunde liegende Schlichtheit der Praxis macht es aber wiederum möglich, dieses *Tun* für unsere Zeit zu adaptieren. Gerlinde, eine meiner Schülerinnen, die sich schon lange mit östlicher und westlicher Kultur- und Kunstphilosophie beschäftigt, beschreibt das Verhältnis von Praxis und Theorie – auch bedingt durch ihre eigene jahrelange Qi Gong- und Tai Chi-Erfahrung – so:

Ein Schiffer ohne Kompass

»Ohne Einblicke in die traditionelle chinesische Weltauffassung ist Tai Chi und Qi Gong schwierig zu verstehen. Das macht prinzipiell nicht viel aus, da der therapeutische Nutzen trotz allem gegeben ist und die Praxis immer noch wichtiger ist als die Theorie. Das eigentliche Begreifen, und damit der Nutzen, ist nur dem Übenden zugänglich. Leonardo da Vinci hat das Verhältnis von Praxis zu Wissenschaft mit einem Schiffer, der ohne Kompass zur See geht, verglichen: Man ist nie sicher, wohin die Reise geht. Nach östlicher Auffassung ist zwar der Weg das Ziel, dennoch erscheint es meist sehr hilfreich, über ein Navigationsgerät zu verfügen.«

Wie wichtig dabei das eigene Erleben ist, beschreibt Ranghild:

Erfahrungserleben versus Kontrolle

»Wer Tai Chi und Qi Gong als Technik, Strategie oder Methode auffasst, für den wird der Effekt des Übens nur ansatzweise der sein, den man haben könnte. Verstand, Ratio und Ego machen uns oft einen Strich durch die Rechnung. Haben wir doch gelernt, immer alles unter Kontrolle haben zu müssen und steuernd einzugreifen. Vorsicht! Das Wichtigste bleibt das eigene Tun, das Üben, denn ohne dies bleiben Worte, was sie sind, eben nur Worte.«

Das Erlernen östlicher Künste brachte seit jeher große kulturelle Missverständnisse mit sich. Dies rührt sicherlich zum großen Teil – wie im vorigen Kapitel schon erwähnt – aus einer falschen Vermittlung des Begriffs Qi her. Jedoch – nicht nur bei uns (im Westen) ist es schwer, diese alten östlichen Künste in rechter Weise zu erlernen. Auch den Chinesen ist vieles von ihrem alten Wissen abhanden gekommen. Was derzeit als Qi Gong oder Tai Chi angeboten wird, ist oft nichts weiter als »Volksgymnastik«, die von der politischen Führung sehr gefördert wurde.[13]

Nicht nur durch kommunistisches Denken, sondern auch durch immer wiederkehrende, stark neokonfuzianisch geprägte und rigide Gesellschaftssysteme hat dieses alte freie Wissen sehr gelitten.[14] Übungen verkamen zu leeren Abfolgen, Hierarchien von Meistern und Schülern (von Frauen war hier sowieso nicht die Rede) wurden wichtiger als der Lerninhalt. Gerade im Tai Chi rangen verschiedene Familientraditionen um Rang und Geltung, um Macht, Geld und Kontrolle des »Marktes«. Große Kampfkünstler, Meister und Großmeister schmückten sich mit Titeln und Würden. Von Schülern werden teilweise auch heute noch hohe Abgaben verlangt, unter dem Vorwand, sie in große Geheimnisse einzuführen. Noch bis vor hundert Jahren wurde in diesen Familientraditionen an Frauen kein Wissen weitergegeben, da sie durch eine mögliche Heirat das (geheime) Wissen in andere Familien gebracht hätten, was dem Machtanspruch einzelner Clans zuwidergelaufen wäre. Auch heute noch wimmelt es von Meistern und Großmeistern, denen Gehorsam und Geldverdienen wichtiger zu sein scheinen als eine gute Weitergabe alten Wissens. Lernen und Erfahrung scheinen dabei weniger wichtig zu sein als eine korrekte Befolgung von strikten Regeln. Ich denke, ein gehorsames Einhalten von Regeln, Anweisungen und dergleichen führt nur sehr bedingt zum Erfolg. Die Entfaltung des Tai Chi und Qi Gong braucht Freiheit, individuelles Versuchen, Experimentieren, Neugier und eine permanente, recht individuell gestaltete Form der Selbstauseinandersetzung. Andererseits wird sich der Erfolg ohne Disziplin und Geduld auch nicht einstellen.

»Das Tao der weisen Frauen«, von Thomas Cleary 1993 erstmals ins Englische übersetzt, enthält Beschreibungen einiger bedeutender Daoistinnen. Ihr Weg der Selbstkultivierung, der Meditation und Kontemplation ist in wunderschönen, blumigen Gedichten und Versen überliefert. Diesen Frauen ging es nicht um ein Einhalten starrer Regeln und Formen. Sie bezogen sich auf überliefertes, altes Wissen, auf natürliches Lernen und weisen darauf hin, dass aus einer lebendigen Methode durch Starrheit und Festhalten schnell eine tote wird. Der Prozess, den sie durch daoistische Meditation erlebten, ist für diese weisen Frauen vor allem durch seine Schönheit und durch die Wohltaten, welche dies mit sich bringt, erstrebenswert.

> »Vierundzwanzig Stunden am Tag sei nicht träge, gieße die sprießenden Kräuter reichlich« ... Die Alten sprachen von bestimmten Zeitabschnitten, doch ist es wichtig, hierbei nicht an Uhren zu denken, denn so macht man aus einer lebendigen Methode eine tote.[15]

Tai Chi – Qi im Bewegungsfluss

Tai Chi hat seinen Ursprung innerhalb dieser alten Qi-Arbeit. Im Tai Chi wird vor allem der Aspekt des Bewegungsflusses, die fließende, ruhige Qi-Qualität in Bewegung gefördert. In dieser *inneren* und *äußeren* Schulung stehen freies, weiches *Gleiten* sowie Flexibilität und Dynamik im Vordergrund. Das natürliche Bewegen im Tai Chi fasziniert, weil es sanft und weich, aber trotzdem stark und kraftvoll ist. Die wichtigsten Faktoren beim Lernen sind wiederum Bewegung, Vorstellung, Atmung und Kontemplation. Nach und nach, durch kontinuierliches Lernen, versteht man das Zusammenspiel all dieser Ebenen, die eine freie Bewegungsentwicklung im Tai Chi erst ermöglichen. Die Qualität der Tai Chi-Bewegung kann sich nur durch eine Verbindung von äußerer Bewegung und intensiver innerer Übung entwickeln. Dabei kann das Qi im Körper allmählich freier fließen.

Ursprünge und Geschichte des Tai Chi sind, wie so vieles an Überlieferungen aus China, nicht de facto im Sinne eines westlichen Verständnisses belegt. Es gibt mehrere Legenden und Erzählungen, welche die Entdeckung dieser Kampf- und Bewegungskunst beschreiben. Die wohl bekannteste Legende rund ums Tai Chi ist die Geschichte des Mönches Chan San Feng. Dieser daoistische Mönch lebte im 12. Jahrhundert am sagenumwobenen Wudang-Berg. Eines Tages, so die Legende, beobachtete er den Kampf eines Kranichs mit einer Schlange und wurde durch dieses fließende *Ineinander* von Bewegung, Angriff, Verteidigung, Weichheit und Stärke spontan angeregt, die Gesetze des Yin und Yang auf die Kampfkünste zu übertragen. Durch diese intuitive Einsicht begann er eine *innere Kampfkunst* zu entwickeln, die er »Tai Chi« nannte.[16]

Eine zweite Ursprungsgeschichte bezieht sich auf den Begriff des Tai Chi, der übersetzt so viel bedeutet wie »das Höchste«. Damit ist eine »höchste Dynamik« gemeint, die sich auf das Wechselspiel des Yin und Yang im Universum bezieht. Mittels dieser höchsten Dynamik lassen sich die Fähigkeiten des menschlichen Körpers und Geistes über ihr gemeinhin angenommenes Potential hinaus entwickeln. Das Wissen um die Entwicklung der inneren Qi-Kräfte geht in dieser Deutung eher als philosophisches Wissen und Können auf tausende Jahre chinesischer Kultur zurück. Way Sun Liao betont in seinem Werk »Die Essenz des Taichi Chuan«, dass dieses Wissen von der chinesischen Herrschaftselite sowohl geschätzt als auch missbraucht, vernachlässigt und korrumpiert wurde. Das Wissen jedoch habe sich, so Liao, innerhalb der chinesischen Geschichte immer gezeigt. Äußert selbstbewusst und so gar nicht bescheiden erzählt uns hier zum Beispiel ein Künstler über sein Können:

> Meine Kunst bahnt neue Wege.
> Sie kräftigt alle Sehnen und füllt jeden Knochen mit einem wunderbaren Geist.
> Ruhig wie ein Leopard sich duckt, bevor er angreift,
> springt sie in wallenden Wogen wie ein Drache,
> Ihr Chi bildet einen langen Regenbogen, der die Sonne berührt
> und die ganze Welt in seinem Bauch verschlingen möchte.
> Sie befiehlt dem Wind und den Wolken, lässt Drachen und Schlangen vor Angst erbleichen.

Die Kraft dieser Kunst schallt über den Himmel hinaus.
Von weitem schon erspürt, wie der Mensch Blitz und
Donner wahrnimmt,
atmet sie den himmlischen Odem, der das ganze
Universum umhüllt.
In dem großen Brennofen ihres Feuers werden alle
Geschöpfe neu geformt,
Himmel und Erde neu geschaffen.

WANG XIANG ZHAI

Mein Buch bezieht sich auf diese meditative Kunst des Tai Chi im Sinne einer Persönlichkeitsarbeit und Bewegungskunst und nicht auf den Aspekt der Kampfkunst.

Innere und äußere Bewegung

> Wer kann trübe sein und die allmähliche Klärung der Stille nutzen? … dass die trübe Energie im Körper sich allmählich in klare Energie verwandeln wird, wenn die Menschen stillhalten und ruhig sein können … dass Bewegung ganz allmählich wieder einsetzt, wenn man lange Zeit still und in Ruhe gewesen ist.
>
> aus dem Daodejing, ca. 3. Jh. v. Chr.

Wenn von Bewegung im Qi Gong und Tai Chi gesprochen wird, ist damit – immer und ganz selbstverständlich – äußere und innere Bewegung gemeint. Das heißt, *außen* bewegt sich *etwas*, der Körper setzt sich, sichtbar für jeden Betrachtenden, in Bewegung. Dieses *Außen* ist jedoch nur ein Verweis auf die innere Bewegung, die jene äußere Bewegung *trägt, führt und leitet.* Die Harmonie oder Schönheit der Bewegung verweist auf ein *mehr als* Körperbewegung, auf ein mehr als *körperliches Tun.* Da dieses *mehr als* aber erst einmal nicht sichtbar ist und für westliche Menschen dieser *Verweis* auch keine Spur erzeugt, führten viele Lern- und Deutungsversuche westlicher Lehrer auch oft völlig in die Irre.

Das für diese östlichen Künste typische *Bewegen* entsteht erst, wenn äußere und innere Bewegung langsam beginnen, sich gegenseitig zu begleiten. Was aber nun diese *innere* Bewegung ausmacht, wie sie *gefunden* und *geübt* werden kann, bleibt oft unklar und verschwommen. Die Chinesen sind alles andere als ein mitteilsames Volk, und so bleibt auch heute noch der Aspekt innerer Bewegung – bzw. wie sich inneres Üben auf äußeres Bewegen übertragen kann – in vielen Beschreibungen und Übungssystemen im Dunkeln. Nimmt man Bücher chinesischer Autoren zur Hand, hat man oft eher den Eindruck, eine Urlaubsbeschreibung zu lesen. Auf komplexere Ausführungen wird verzichtet, und Schwierigkeiten werden nur beiläufig erwähnt. Durchhalten heißt da die Devise, dann wird sich schon alles verändern. Der Erfolg scheint gewiss. Im Gegensatz zu diesen Vereinfachungen lesen sich Qi Gong- und Tai Chi-Bücher von westlichen Autoren eher wie Gebrauchsanweisungen von Geschirrspülern und DVD-Recordern. Jedes Detail wird in Präzision abgebildet und jeder Schritt exakt und womöglich noch in drei Handlungsvarianten dargestellt. In westlichen Deutungen und Erklärungen hat man oft versucht, ganz genau herauszuarbeiten, worauf es denn nun in der Bewegung und Haltung ankommt, um den ersehnten Qi-Fluss zu spüren und zu fördern. Man bemühte sich, chinesische Lehrer möglichst genau nachzuahmen. Mit Hingabe wurde äußerlich trainiert und studiert, um dieses Können zu entwickeln. Der Erfolg hielt (und hält) sich zumeist in Grenzen. Man kann noch so sehr versuchen, jedes Detail an Bewegung äußerlich korrekt nachzuahmen, es wird doch äußerlich bleiben.

Will man Tai Chi oder Qi Gong erlernen, so lernt man, seine Wahrnehmung, seine Vorstellung (chin. *Ye*) und seine Aufmerksamkeit zu schulen. Das Bewusstsein wird verfeinert, um den Qi-Fluss erfühlen zu können. Dies geschieht über viele daoistisch-meditative Übungen in Bewegung und in Ruhe, die einen Prozess regenerativer Qi-*Entwicklung* in Gang setzen.[17] Langsam verfeinert sich Bewusstsein und Wahrnehmung. »Qi beginnt zu steigen«, wie die Chinesen sagen. Um diesen inneren Qi-Fluss zu verstärken und zu vermehren, ist schließlich auch eine tiefe grundsätzliche Auseinandersetzung mit den Strukturen der gesamten Persönlichkeit notwendig.

Nun wäre es naheliegend zu sagen, es handelt sich um eine *geistige* Schulung. Das aber wäre völlig verkürzt, denn Geist bzw. Bewusstsein (*Shen*), Vorstellung (*Ye*) und Qi sind nicht zu trennen. Es heißt: »Kommt Ye – kommt Qi – kommt Shen.« Über das kreative Vermögen des Geistes, der Vorstellung (Ye) und kontemplativen *Tuns* wird Qi nach und nach fühlbar. Durch dieses Zusammenwirken entsteht Shen, was in diesem Zusammenhang so viel bedeutet wie, dass das Bewusstsein nun fähig ist, dieses Fühlen-Können zu integrieren – oder, wie mein chinesischer Lehrer sagte: »und plötzlich weiß man«. Erst dann wird sich inneres *freies* Fließen im äußeren Ausdruck widerspiegeln. Das Gefühl oder die Qualität der Bewegung verändert sich fundamental. Was dann geschieht, ist mit nichts zu vergleichen, was man für möglich halten würde. Ein freies Gleiten *im Raum* wird zum Genuss.

Helene und Mike, ein befreundetes Paar, übten schon einige Zeit Qi Gong und Tai Chi. Helene hatte schon vor ein paar Jahren begonnen, öfter einmal mit mir zu üben, später schloss sich dann auch ihr Mann an. Mit viel Freude und Interesse waren sie stets bei der Sache.

»Meine Frau!«

Helene beschrieb die Wohltaten zumeist als angenehmes Gefühl, als besseres Gespür für sich selbst und veränderte Körperwahrnehmung. Für Mike war es interessant und spannend, sich dem unbekannten Faktor X, dem Qi, anzunähern und mit ins Üben hineinzunehmen. Schließlich entschieden sie sich, an einem verlängerten Wochenende an einem Seminar bei mir teilzunehmen. Am zweiten Tag, nach längerer innerer Übung, saß Helene ein-

fach da und freute sich. Sie hatte ein feines, sanftes Fließen gespürt, ganz fein und zart und völlig überraschend. Sie erkannte, dass alles, was sie bis dahin für Qi-Gefühl gehalten hatte, nur Vorbote war für etwas, das sich nun zeigte. Auch Mike übte unverdrossen an diesem Wochenende. Für ihn jedoch war es erst einmal wichtig, wie er meinte, die Bewegungen besser verstehen zu können. Bei der Abschlussrunde war Mike einer der Letzten, die ein abschließendes Statement abgaben. Er sagte mit Augenzwinkern und zur Erheiterung aller: »Für mich ist das Seminarziel auf jeden Fall erreicht, denn meine Frau, ja, meine Frau hat das Qi gespürt.«

Burgi beschreibt ihr Erleben nach ein paar Jahren nun so:

Laufen lassen, kommen lassen oder sich einlassen

»Immer wieder begeistert bin ich, wenn ich beim Praktizieren wohlig versinken kann. Begriffe wie Achtsamkeit, Leichtigkeit, Langsamkeit wurden für mich beim Tai Chi und Qi Gong lebendig. Von der Wirksamkeit des Qi Gong war ich überzeugt. Das Qi zu spüren erzeugte in mir zunächst das Gefühl der Angst, hatte ich doch damit gar nicht gerechnet. Mein Misstrauen vor dieser neuen Dimension legte sich nur langsam. An dessen Stelle trat allmählich ein Fließen(lassen), ein Mitschwimmen, Michfinden (und auch -verlieren) in diesem Strom des Qi. Gehörte Worte wie ›laufen lassen‹, ›kommen lassen‹ oder ›sich einlassen‹ bekamen durch Tai Chi und Qi Gong eine Form.«

II.

Allgemeine Grundpraxis

Die Natürlichkeit der Bewegung

Um wieder zu natürlicher und ökonomischer Bewegung zurückzufinden, bedarf es einiger *Arbeit.* Bewegungslust und dynamisch-natürlicher Bewegungsdrang sind keineswegs selbstverständlich. Natürlich wissen wir, wie wichtig ein guter Erhalt unseres körperlichen Seins ist, aber körperliches Training als selbstverständlich anzusehen ist beinahe un- oder außergewöhnlich. So gut all die Lauf- und Sportevents auf der einen Seite sind, so ist es völlig unverständlich, warum wir Menschen heutiger kultureller Prägung nicht *einfach* laufen, nicht *einfach* schwimmen, nicht *einfach* in der Natur gehen und uns erfreuen können – ohne jeglichen Event, ohne Spezialkleidung, ohne Pulsmesser, einfach nur so.

Sich einfach bewegen, einfach sitzen, einfach gehen, einfach so ... Im Laufe der Zeit wurde mir immer klarer, dass die Natürlichkeit der Bewegung, die ökonomische Bewegung unserer bewussten Aufmerksamkeit bedarf. Sich aus dem Zentrum, aus dem Becken, aus den Leisten heraus zu bewegen, Arme und Beine selbstverständlich einzubeziehen, den Rücken weitgehend in Ruhe zu lassen, all das ist uns nicht mehr selbstverständlich, doch es wird erstaunlich schnell wieder erlernt. Kein Wunder! Als Kinder bewegten und spielten wir ganz selbstverständlich mit Freude und Lust daran, uns *einfach* zu bewegen. So kann ein kleines Bewegungstraining, das Flexibilität, Stärke, Geschmeidigkeit, Lust und Freude an freier natürlicher Bewegung zum Ziel hat, ein recht guter

Anfang sein, um Tai Chi oder Qi Gong zu erlernen. Ausgangspunkt dieses Körperstrukturtrainings sind kleine einfache Übungen, die sich später zu verschiedensten Formen verbinden und sich im freien Ausdruck immer weiter entwickeln lassen. Hat man verstanden, dass es sich um kein »Bewegungsapparatstraining« handelt, sondern einfach darum, sich vergessene Bewegungsprinzipien wieder in Erinnerung zu rufen, wird es oft erstaunlich leicht.

Übungen zum Körperstrukturaufbau

Lösen, Lockern, Aufwärmen

Lust und Freude an natürlicher Bewegung zu haben ist etwas Wunderbares. Gehen, sitzen, laufen, springen, tanzen – und dieses *Bewegen* einfach *zu sein*, sich *als Ganzes* zu bewegen, locker, frei und weit, ist aber vielleicht erst einmal leichter gesagt als getan. Gerade darum möchte ich bei den folgenden ganz einfachen Aufwärm- und Lockerungsübungen vor allem die Freude am Bewegen betonen. In diesen einfachen Übungen sind ureigene natürliche Bewegungsprinzipien *verpackt*, die ich am Ende des Kapitels zum besseren Verständnis noch einmal aufgelistet habe. Wenn ich in den Übungen von *Zentrum* spreche, ist bei allen Beschreibungen die Verbindung von Dantian[18] (Unterbauch) und unterem Rücken gemeint; Baihui bezeichnet den Scheitelpunkt und Huyin den Bereich des Dammes (Beckenboden). Auch wenn es von diesem Kapitel an um Lernen, Üben und Praxis geht, am allerwichtigsten ist, nach Lust und Laune mit den Übungen zu experimentieren und sich immer wieder daran zu erinnern: Es geht nicht um »richtig« oder »falsch«, sondern um ein *Hineinfinden* in natürliches freudvolles und lustvolles *Bewegen.*

• ***Zentrum drehen***

Stehen Sie aufrecht mit hüftbreiter Fußstellung, lassen Sie das Zentrum[19] um die Mitte kreisen, abwechselnd in beide Richtungen.

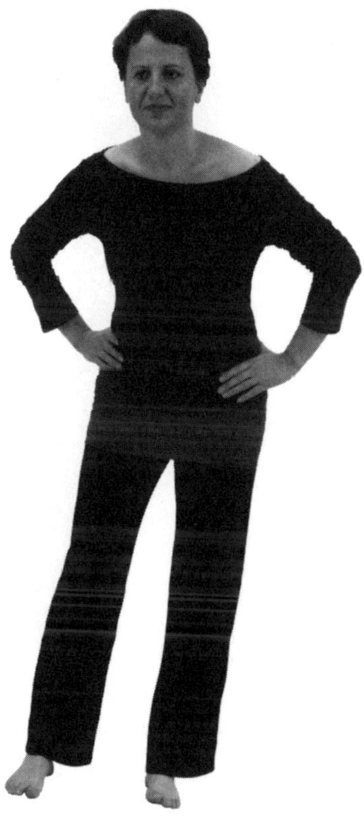

Zentrum drehen

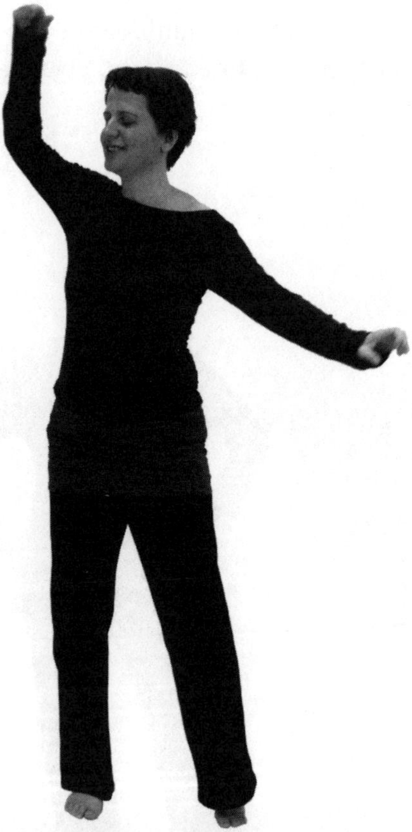

Schultern, Arme lockern

- ***Gelenke der Schultern, Arme und Hände lockern***

- Kreisende, runde Bewegungen mit den Schultern, den Ellenbogen, den Handgelenken.
- Bewegungen der Arme und Hände, wie eine Katze, die sich reckt und streckt.
- Ausschütteln der Arme und Hände.

- ***Flügelschlagen***

Arme schwingen, drehen und kreisen mit der Vorstellung, dass die Arme Flügel eines Vogels seien.

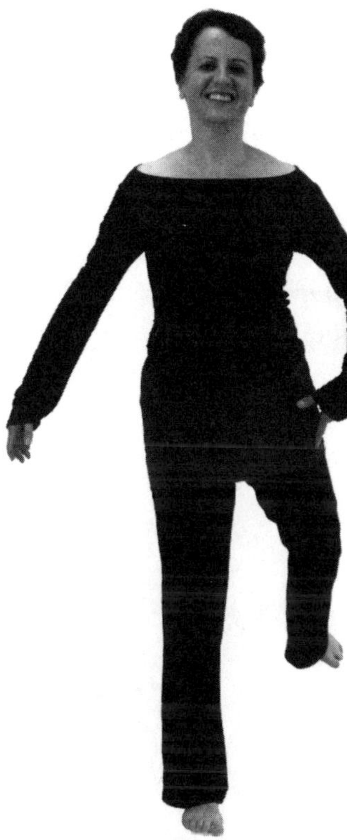

Beine lockern

- ***Beine lockern und »durchbewegen«***

– Lassen Sie, auf einem Bein stehend, abwechselnd das andere Bein aus den Leisten heraus schwingen.
– Knie abwechselnd anziehen und durchstrecken.
– Fußgelenke drehen.

- ***Gehen und freies Bewegen***
- Führen Sie im Gehen oder Stehen weite, freie, drehende und kreisende Bewegungen im Raum aus.
- Räkeln und strecken Sie den ganzen Körper, wie beim Aufstehen am Morgen.
- Springen, hüpfen und laufen Sie nach Lust und Laune.

- ***Ausschütteln***
- Schütteln Sie den ganzen Körper aus – sanft oder kräftig, ganz wie Sie mögen.
- Lassen Sie Ihren Atem dabei fließen und bewegen Sie sich frei gehend, strecken Sie sich und machen Sie, worauf Sie sonst noch Lust haben.

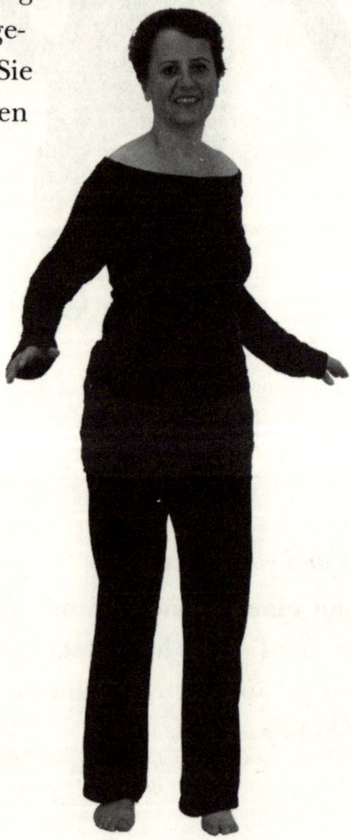

Arme schwingen um das Zentrum

In Bewegung sein

- ***Arme schwingen um das Zentrum***

Stehen Sie aufrecht mit schulterbreiter Fußstellung, das Gewicht ist sicher auf beiden Beinen verteilt. Lassen Sie Ihre Arme um das Zentrum schwingen, drehen Sie sich dabei aus der Mitte. Die Füße bleiben dabei sicher am Boden.

- ***Wasser tragen***

Ihre Schrittstellung ist schulterbreit, das Gewicht sicher auf beiden Beinen verteilt. Drehen Sie Ihren Körper zur Seite und schwingen Sie dabei einen Arm nach vorne, den andere nach hinten, die Handflächen drehen sich dabei ganz nach oben. Drehen Sie sich dann wieder zum Zentrum zurück und lassen Sie die Arme locker fallen. Öffnen Sie zur anderen Seite und wiederholen Sie diese Bewegung einige Male, dazwischen immer wieder ausschütteln. Bewegen Sie sich immer von der Mitte aus. Entspannen Sie die Kniekehlen, aber beugen Sie die Knie nicht zu sehr. Die Bewegung erinnert an die alten chinesischen Wasserträger, die eine Stange mit zwei Eimern Wasser zu beiden Seiten tragen.

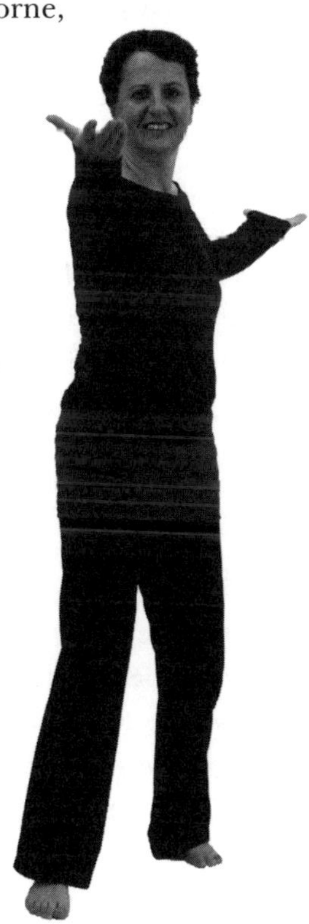

Wasser tragen

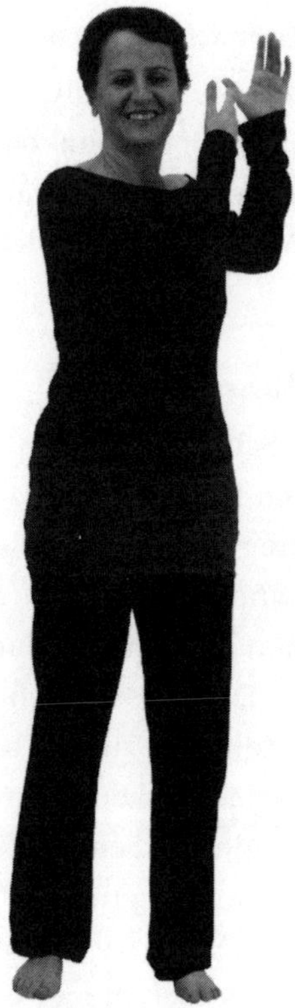

Die Katze wäscht sich

- ***Die Katze wäscht sich***

Stehen Sie aufrecht mit schulterbreiter Fußstellung, das Gewicht ist gut auf beiden Beinen verteilt. Lassen Sie die Hände wechselseitig locker von Ohr zu Ohr schwingen. Dabei schwingt immer abwechselnd eine Hand zum gegenüberliegenden Ohr, die andere locker zur Seite. Ihr Blick bleibt nach vorne gerichtet, das Zentrum dreht ein wenig mit. Bewegen Sie dabei gut Ihren Schultergürtel durch.

- ***Bewegungsfluss***

Ihre schulterbreite Schrittstellung ist hier etwas länger als ein normaler Gehschritt. Lassen Sie ihr Zentrum ein wenig sinken, sodass Ihre Kniekehlen sich entspannen können. Lassen Sie Ihren vorderen Arm rund um das vordere Bein und in einer großzügigen Bewegung über den Kopf nach hinten und zur Seite kreisen. Verlagern Sie dabei Ihr Gewicht mit der Armbewegung nach vorne und hinten mit. Stellen Sie sich einen

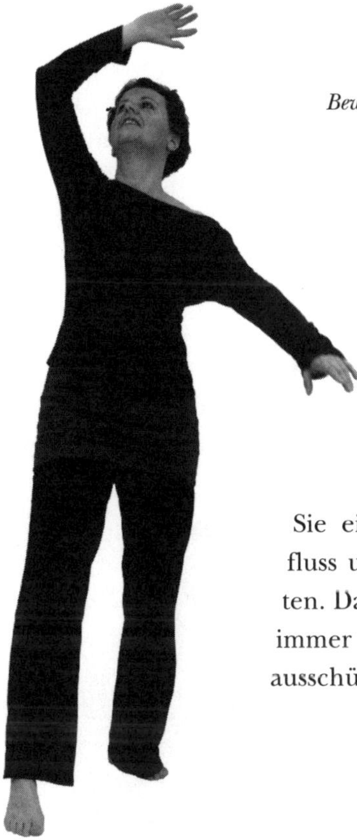

Bewegungsfluss

großzügigen Bewegungsfluss durch die Beine, den Rücken und durch die Arme bis über die Finger hinaus vor. Wiederholen Sie einige Male diesen Bewegungsfluss und wechseln Sie dann die Seiten. Dazwischen können Sie sich auch immer wieder ausschütteln.

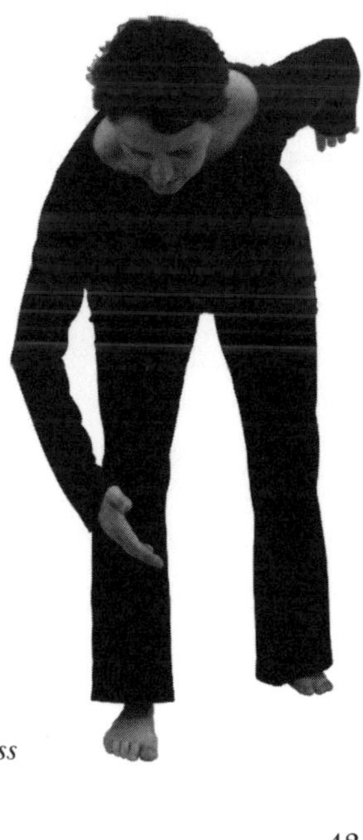

Bewegungsfluss

Meridiane massieren und dehnen

Recht gut zum Aufwärmen eignen sich Bewegungselemente, die verschiedene Energiebahnen massieren und dehnen und dadurch Qi in Bewegung bringen. Diese Energiebahnen, die wie ein großes Netz den ganzen Körper durchdringen, nennt man Meridiane oder Qi-Leitbahnen.

- ***Seile drehen / Armmeridiane massieren***

Sie stehen in Schrittstellung; ist der rechte Fuß vorn, so liegt die rechte Hand mit dem Handrücken innen am Knie; legen Sie die andere Handfläche darauf und massieren Sie dann mit der linken Handfläche die rechte Arminnenseite bis zur gegenüberliegenden Schulter hinauf und wieder zu den Fingerspitzen hinunter. Verlagern Sie in einer Art Pendelbewegung das Gewicht und finden Sie dabei Ihren eigenen Pendelrhythmus für diese Bewegung. Machen Sie es genauso auch auf der anderen Seite.

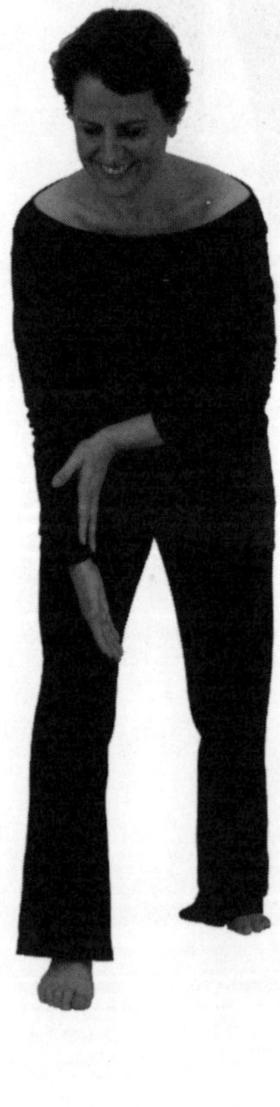

Seile drehen

- ***Nieren stärken***

Sie stehen in Schrittstellung; verlagern Sie das Gewicht von Ihrem Zentrum aus nach vorne und hinten und massieren Sie dabei mit den Handflächen oder Handrücken den unteren Rücken. Finden Sie auch hier Ihren eigenen Pendelrhythmus in der Vor- und Zurückbewegung. Lassen Sie Ihre Fußsohlen dabei gut abrollen, sodass die Füße eine wohltuende Massage erhalten.

- ***Das Nashorn trinkt Wasser / Blasenmeridian dehnen***

Sie stehen in Schrittstellung; verlagern Sie das Gewicht auf das hintere Bein, dabei das Bein etwas beugen, Kniekehlen entspannen. Der vordere Fuß steht auf der Ferse in einem kleinen Schrittabstand. Versuchen Sie nun, mit geradem Rücken und gestrecktem vorderem Bein die Hüften zu beugen (sanft und nur so weit Sie ohne Anstrengung kommen), damit die hintere Beinseite und der untere Rücken gedehnt werden; diese Stellung für ein paar Atemzüge halten, wieder aufrichten und noch einige Male wiederholen. Wechseln Sie dann die Seite und schütteln Sie sich dazwischen immer wieder aus – sanft oder kräftig, ganz wie Sie mögen.

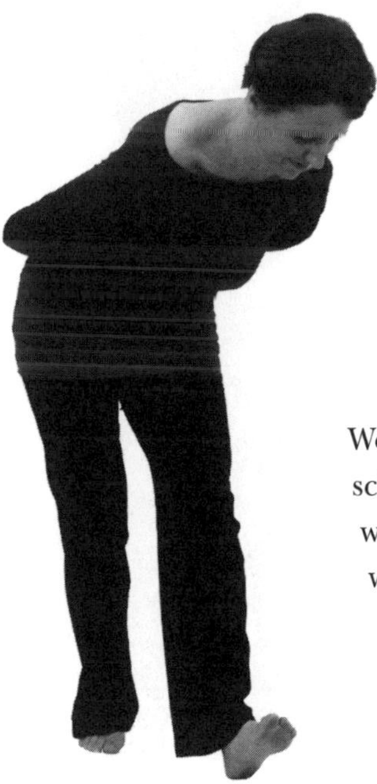

Das Nashorn trinkt Wasser

- ***Wellen***

– Stehen Sie aufrecht mit schulterbreiter Fußstellung; beginnen Sie damit, das Kinn zur Brust sinken zu lassen, folgen Sie dieser Bewegung weiter und rollen Sie die Wirbelsäule nach unten ab. Lassen Sie dabei die Arme locker hängen, bis die Fingerspitzen den Boden berühren (bzw. so weit Sie kommen): Stellen Sie sich das Abrollen wie eine Welle vor, wie einen durchgehenden Bewegungsfluss, und rollen Sie sich in gleicher Weise langsam wieder auf, bis Sie wieder ganz aufgerichtet sind. Strecken Sie nun Arme, Hände und Fingerspitzen nach oben, lassen Sie die Arme dann wieder sinken und rollen Sie die Wirbelsäule wieder nach unten ab. Wiederholen Sie diese Wellenbewegung einige Male.

– Experimentieren Sie dann mit dieser Bewegung und versuchen Sie, z. B. sich beim Auf- und Abrollen zu räkeln und zu strecken wie eine Katze.

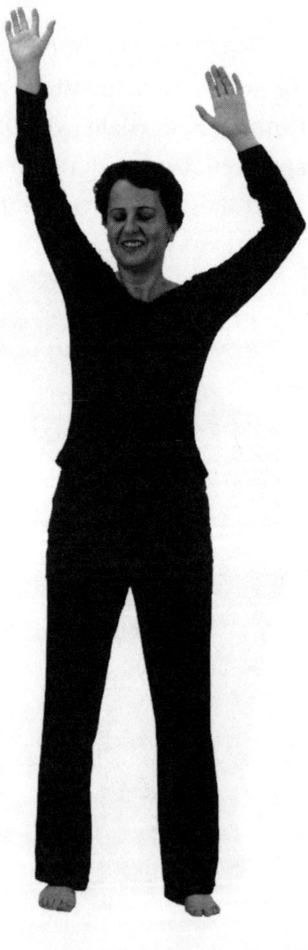

Wellen

- ***Konzeptionsgefäß und Lenkergefäß dehnen***

Stehen Sie aufrecht mit schulterbreiter Fußstellung; sinken Sie in den Knien etwas ein und rollen Sie sich nach unten ab (wie bei der vorhergehenden Übung). Legen Sie dann die Hände in die Kniekehlen und versuchen Sie, sanft mit den Händen Ihren Oberkörper zu den Beinen zu ziehen (Lenkergefäß dehnen). Versuchen Sie, Ihren Nacken dabei entspannt hängen zu lassen, und bleiben Sie für ein paar Atemzüge in dieser Haltung. Richten Sie sich dann langsam wieder auf, heben Sie Ihre Arme, Hände und Fingerspitzen nach oben und ziehen Sie Ihre Arme sanft nach hinten, sodass die Körpervorderseite gedehnt wird (Konzeptionsgefäß dehnen). Lassen Sie die Arme wieder sinken, schütteln Sie sich aus und wiederholen Sie diesen Ablauf einige Male.

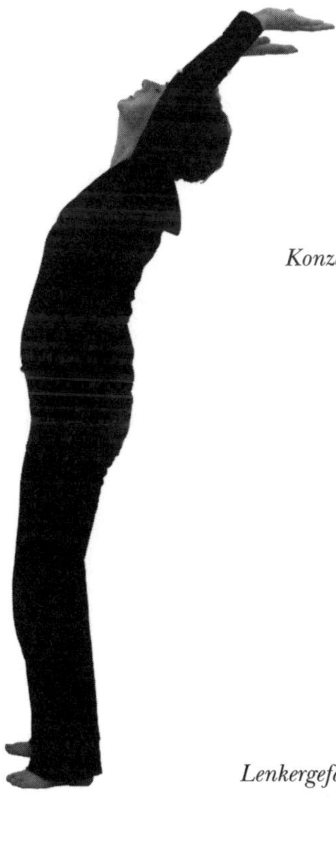

Konzeptionsgefäß dehnen

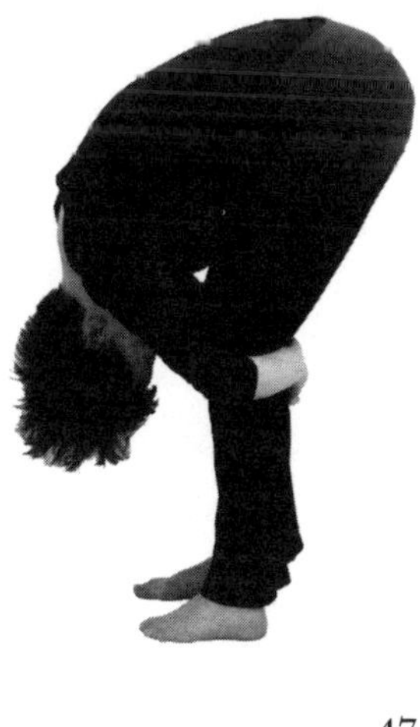

Lenkergefäß dehnen

In Beinen, Becken und Zentrum kräftig, aber durchlässig

Jede Bewegung wird immer vom Zentrum aus geführt. Es heißt, Becken und Zentrum sind wie ein »Lenkrad«, das jede Bewegung mit Leichtigkeit steuern kann. Der untere Rücken soll durch diese Übungen gekräftigt werden, nach und nach gleichzeitig stärker und entspannter werden.

Bei allen Übungen gilt:

- Spielen Sie mit den Bewegungen und variieren Sie sie.
- Achten Sie darauf, dass sich die Knie nie über die Zehen hinaus nach vorne schieben.
- Bei jeder Bewegung führt das Zentrum bzw. gibt das Zentrum den Bewegungsimpuls.
- Lassen Sie bei jeder Aufrichtung aus einer gebeugten Haltung die Füße in den Boden wurzeln (d. h. Gewicht in den Boden abgeben und in der Vorstellung Wurzeln schlagen). Stellen Sie sich dann vor, dass Sie sich in Ihrer Aufrichtung ganz bewusst vom Boden weg bewegen (wie eine Feder), sodass, wenn Sie wieder ganz aufrecht stehen, das Gefühl entsteht, gut verwurzelt nach unten zu sein sowie sanft nach oben gezogen zu werden. Achten Sie beim Aufrollen wiederum darauf, dass sich die Knie nicht (über die Zehenlinie) nach vorne schieben!

- ***Kranichbewegungen***
– Stehen Sie aufrecht mit etwas mehr als schulterbreiter Fußstellung; bewegen Sie Ihr Zentrum nach hinten und unten mit entspanntem und langem[20] Rücken, sodass sich zunächst die Leisten und schließlich auch die Knie beugen. Sie gehen mit dieser Bewegung ein wenig in die Hockstellung und nehmen die Arme locker zu den Seiten schwingend in die Bewegung mit (wie ein Vogel, der seine Flügel öffnet).
– Aufrichten: Richten Sie sich dann vom Boden weg mit Schwung wieder auf, strecken Sie sich, ziehen Sie Baihui nach oben und öffnen Sie die Arme nach oben und zu den Seiten (wie ein Vogel, der sich aufrichtet).

Im gesamten Bewegungsverlauf führt das Zentrum. Bewegen Sie sich »als Ganzes«. Wiederholen Sie diesen Ablauf noch einige Male und experimentieren Sie dabei mit größeren und kleineren »Vogelbewegungen«.

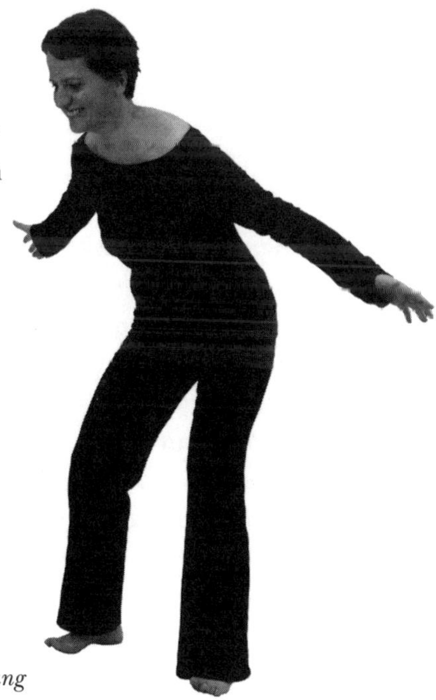

Kranichbewegung

- ***Schildkröte***

Stehen Sie aufrecht mit etwas mehr als schulterbreiter Fußstellung; bewegen Sie die Arme in einer Art Schwimmbewegung nach vorne. Achten Sie darauf, sich wirklich in den Leisten zu beugen und dabei den Rücken locker und etwas gestreckt »mitzunehmen«. Ziehen Sie dann die Arme wieder zurück und richten Sie sich wieder auf. Wiederholen Sie diese Schwimmbewegung einige Male und schütteln Sie sich dazwischen immer wieder aus.

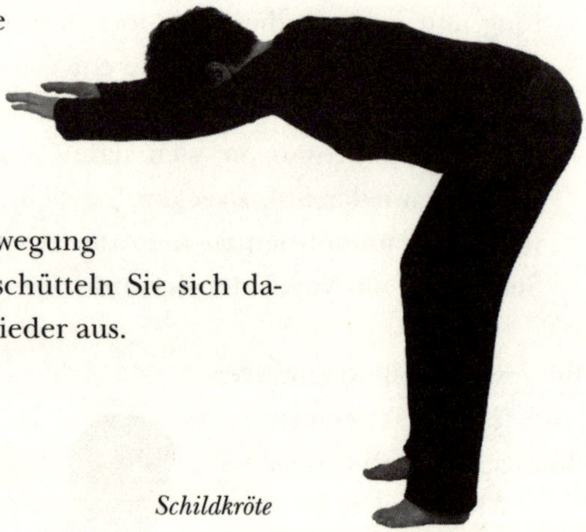

Schildkröte

Arme und Schultern locker, aber kräftig

Oberkörper und Brustkorb, und somit auch die Arme, *sitzen* auf dem starken Zentrumsbereich, denn vom unteren Rücken aus ist der gesamte obere Rücken gut und entspannt *aufgerichtet.* Sind das Zentrum und der untere Rücken stark und kraftvoll, die Leisten beweglich und haben auch die Knie die Möglichkeit, sich ökonomisch mitzubewegen, dann ist schon viel für *Oben* getan. Die Schultern können sich lösen und sinken, die Arme nach außen und in alle Richtungen weiten. Für den oberen Köperbereich gilt: weit und leicht und gleichzeitig natürlich kraftvoll!

- ***Berge verschieben***

– Stehen Sie aufrecht mit schulterbreiter Fußstellung; öffnen Sie die Arme zu den Seiten, lassen Sie die Ellenbogen etwas sinken, strecken Sie dann die Arme mit aufgestellten und nach außen zeigenden Handflächen hin aus, als ob Sie Berge wegschieben wollten – sanft, aber entschlossen, mit beiden Armen in alle Richtungen. Strecken und dehnen Sie sich dann nach Lust und Laune und beziehen Sie dabei Ihren ganzen Körper mit ein.

– Machen Sie nun die gleiche Bewegung mit den Fäusten. Lassen Sie dabei die Augen entschlossen funkeln und stoßen Sie die Fäuste energisch zu allen Seiten.

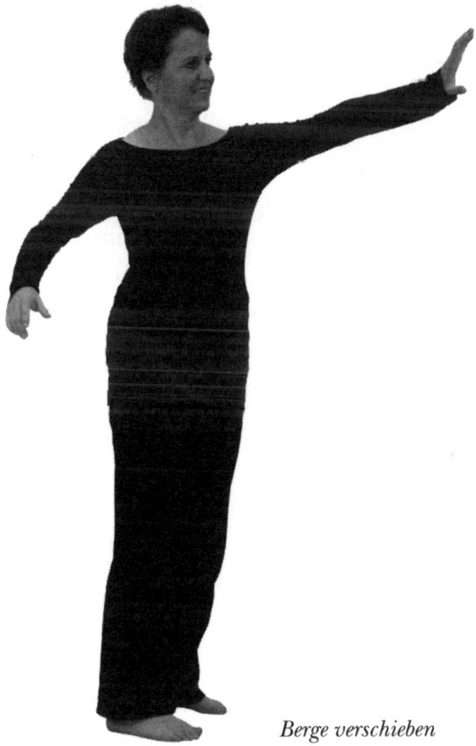

Berge verschieben

- ***Die Blüte öffnen und schließen / Einrollen und Ausrollen***

Stehen Sie aufrecht mit etwas mehr als schulterbreiter Fußstellung; öffnen Sie die Arme zu den Seiten, lassen Sie die Ellenbogen etwas sinken und das Kinn in Richtung Brust sinken. Bewegen Sie dabei die Brustwirbelsäule (d. h. den Bereich zwischen den Schulterblättern) nach hinten und schlingen Sie die Arme um Ihren Brustkorb, als ob Sie sich selbst umarmten. Bleiben Sie für ein paar Atemzüge in dieser Haltung, sanft »rollen« Sie sich dann wieder »aus« und bewegen Sie sich in die Gegenrichtung. Nun zieht die Brustmitte nach vorne, und die Arme öffnen, strecken und dehnen sich zu den Seiten. Wiederholen Sie diesen Ablauf einige Male und schütteln Sie sich dazwischen immer wieder aus. Lassen Sie die Bewegung größer oder kleiner werden, und beziehen Sie nach und nach den ganzen Körper in diese öffnende und schließende Bewegung mit ein, bis sich Arme, Hände und Brustkorb wohltuend »ein- und ausrollen«.

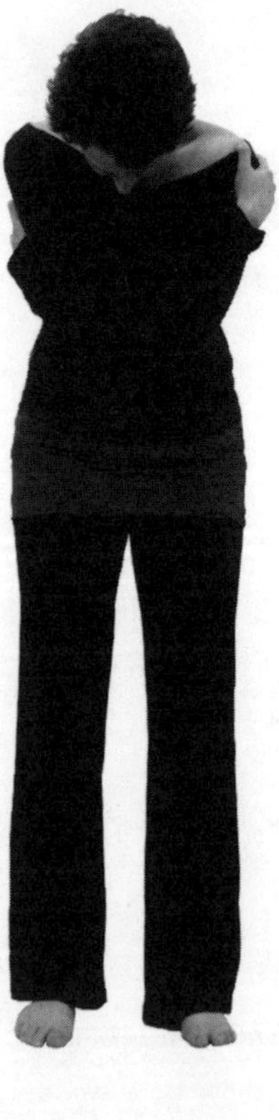

Die Blüte schließen / Einrollen

Bewegungsprinzipien

Es gibt ein paar ureigene menschliche Bewegungsprinzipien, die in diesem Zusammenhang wichtig sind. Es gilt, sie sich immer wieder einzuprägen und in Erinnerung zu rufen:

Bewegen Sie sich aus dem Zentrum heraus.

- Um sich zur Erde hinunter zu beugen, tun Sie dies von den Leisten aus.
- Lassen Sie beim Beugen den Rücken *in Ruhe*, das heißt, die Bewegung beginnt im Zentrum, die Beugung übernehmen die Leisten – und nicht die Wirbelsäule!
- Lassen Sie Ihren Rücken bei jeder Bewegung einfach *nur* mitschwingen.
  Es gilt das Prinzip »Nach unten sicher – nach oben weit und leicht«, das heißt, die Beine sind sicher verbunden mit der Erde, die Bewegungen der Arme sind leicht und weit.
- Der Oberköper *sitzt* auf dem Zentrum, das heißt, jede Bewegung des Brustkorbes, der Schultern und Arme wird vom Zentrum geführt. Anders ausgedrückt: Wenn sich das Zentrum dreht, dreht sich der Oberkörper so mit, als ob der Schultergürtel auf den Hüften säße.
- Wenn Sie Ihre Arme zur Seite öffnen, so tun Sie auch dies immer verbunden mit dem Zentrum. Anders ausgedrückt: Die Arme gehen nie über die senkrechte Rückenlinie hinaus. Würden Sie sich dabei an eine Wand lehnen, so wären die Ellenbogen immer innerhalb dieser gedachten Grenze, damit der Rücken entspannt bleiben kann. Dies gilt vor allem für alle Tai Chi-Anfänger, um den Rücken zu entlasten. Ist dieses Prinzip einmal in die Gesamtbewegung integriert,

so geht es von allein, und man braucht nicht mehr so sehr darauf zu achten. Natürlich gilt dies nicht für freie Bewegungs-, Dehn- und Meridianübungen.

- Erinnern Sie sich daran, sich *als Ganzes* zu bewegen, das heißt, kein Körperteil bewegt sich unabhängig von der Ganzheit Ihres Körpers.
- Versuchen Sie beim Sitzen Ihre Sitzhöcker zu spüren, um sich auch aus einem starken unteren Rücken aufrecht zu halten.
- Gelenke sind »Durchgänge«, die Bewegungen weiterleiten, sich jedoch niemals gesondert vom »Ganzen« verselbständigen.

Kraft fühlen

Elisabeth kam zum ersten Mal zu einem Seminar. Anfangs noch etwas skeptisch, hat sie sich dann recht neugierig besonders für die vielen Anregungen körperökonomischer Bewegungsentwicklung interessiert. Bei einer Partnerübung lehnte sie sich Rücken an Rücken mit einer anderen Teilnehmerin. Nun sollten sie versuchen, sich gegenseitig wegzuschieben, was mehr oder weniger gelang. Probierten sie aber, sich mit ihrem unteren Rücken zu verschieben, so konnten sie spüren, wie viel Kraft da schon vorhanden war, die es nur zu nutzen galt. Sich der Kraft des Zentrumsbereichs bewusst zu werden, hat Elisabeth zu viel neuem Ausprobieren inspiriert. Besonders, dass so viel Kraft vorhanden ist, deren sie sich nicht bewusst war, hat sie ungemein gefreut – denn nicht alles muss man sich erüben, vieles ist einfach auch schon da!

Nicht zum Nachahmen

Einmal ergab es sich, dass sich in einem Fortgeschrittenen-Kurs drei junge Männer befanden, die beschlossen hatten, intensiv zu üben. Nach einem Jahr – ich war damals gerade dabei, meine Abendkursstunden drastisch zu reduzieren – hätte ich sie daher zum Üben nach Hause geschickt. Sie wollten aber ganz ernsthaft weiter üben, und so vereinbarten wir einen Extra-Kurs. Ich bin immer sehr gern zum Unterricht in »meine« kleine Männergruppe gegangen, war es doch eine ganz eigene Erfahrung. Ich konnte bemerken, wie wichtig dieser doch eher geschützte Rahmen für »meine« Männer war. Sie konnten ihr Bewegungsgefühl – denke ich – auf diese Weise viel besser entwickeln. Zu Beginn jeder Stunde arbeiteten wir ganz intensiv mit Körperstrukturtraining, besonders für Zentrum, unteren Rücken und Leisten. Romeo, einer der drei, hatte schlimme Bandscheibenprobleme und war in seiner Bewegung daher recht eingeschränkt. Immer wieder erinnerte ich ihn daran, mit Vorsicht und Bedacht zu üben. Nach und nach lernte er, sich in all seinen Bewegungen wieder sicherer zu fühlen. Vorsichtig und einfühlsam näherte er sich den Bewegungsprinzipien seines Beckens und Zentrums wieder an. Eines Tages aber warf er sich zu unser aller Erstaunen auf den Boden, drehte sich wie ein Kreisel und zeigte uns vor Jahren erlernte Breakdance-Bewegungen. Wie das mit diesen Bandscheiben ging, war uns unklar, wir konnten aber spüren, dass diese Bandscheiben auf einmal gar nichts dagegen hatten und sich mit ihm freuten.

Grundelemente und eine kleine Bewegungsfolge

An dieser Stelle folgt eine kleine Auswahl an Übungen und Elementen zum Einstieg. Anfängern empfehle ich, sich zunächst einmal an die Übungsanleitungen und -abfolgen zu halten. Später laden alle Elemente zum Experimentieren ein. Eine kleine Bewegungsfolge verbindet einzelne Elemente zu einer kleinen Tai Chi-Form. Auch hier gilt: Viel Freude beim Ausprobieren!

Bevor Sie zu üben beginnen, machen Sie am besten ein paar Lockerungs- und Aufwärmübungen (aus dem vorherigen Kapitel). Auch eine kurze Meditationsübung ist ein guter Einstieg. Erinnern Sie sich immer daran, dass die Übungsqualität *weit und leicht, kraftvoll, aber entspannt* sein sollte.

Grundübungen

Grundübungen sind wie das kleine Einmaleins des Qi Gong und Tai Chi. Nachfolgend finden Sie eine kleine Auswahl aus diesen Basisübungen. Sie können diese Übungen zu Beginn oder auch zwischendurch praktizieren. Sie werden Sie, solange Sie Qi Gong und Tai Chi lernen, immer begleiten.

- ***Grundstellung***

Stehen Sie in schulterbreiter Fußstellung; spüren Sie die Fußsohlen sicher und fest am Boden. Die Füße wurzeln in der Erde. Die Beine stehen sicher und sind doch beweglich, die Kniekehlen sind entspannt. Lassen Sie Ihr Zentrum ein wenig sinken, sodass Sie den unteren Rücken und den Bauch daran erinnern, sich zu entspannen. Stellen Sie sich vor, Sie sitzen

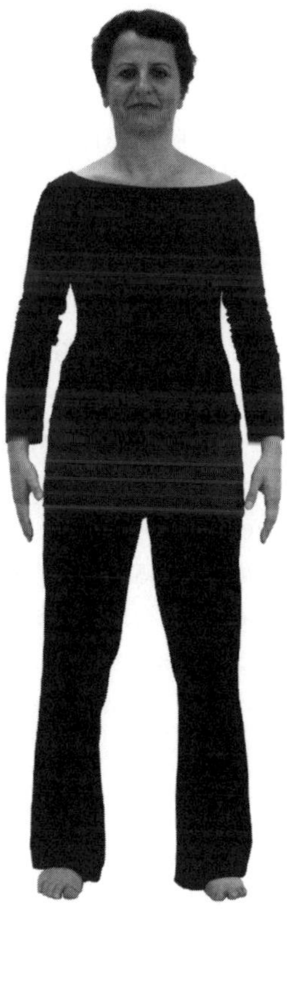

Grundstellung

auf einem großen Ball, der Sie unterstützt und trägt. Richten Sie sich von innen her auf und stellen Sie sich eine dynamische Achse vor, die senkrecht durch Huyin (Dammpunkt) und Baihui (Scheitelpunkt) verläuft. Arme und Schultern sind dabei entspannt, weit und locker. Lassen Sie Ihren Atem fließen. Stellen Sie sich vor, Qi fließt angenehm durch den ganzen Körper, *durch alles, was Sie sind.*

Ein paar hilfreiche Stichworte zur Grundstellung:
Schulterbreit, nach unten verwurzelt, nach oben leicht und frei, den Atem fließen lassen – wie im Wind, wie im Wasser, wie ein Baum.

- ***Bewegung im Qi-Fluss***

– Stehen Sie in der oben beschriebenen Grundstellung, gut verwurzelt, leicht und weit, und nutzen Sie dabei jede Vorstellung, die Ihnen hilft, sich zu entspannen. Beginnen Sie dann, ganz nach Lust und Laune, kleine, feine und sanfte Bewegungen durch den ganzen Körper zu schicken. Die Bewegungen können von Ihrer Mitte ausgehen, von Schultern, Armen und Beinen oder beliebigen Körperbereichen. Vielleicht sind auch ein paar Schritte angenehm, um in ein gutes *Durchbewegen* hineinzufinden. Bewegen Sie sich ganz auf Ihre eigene Weise durch Arme, Beine, durch den ganzen Körper, *durch alles, was Sie sind.* Achten Sie darauf, dass Sie sich in der Bewegung wohlig und sicher fühlen. Eine gute Vorstellung dazu könnte sein, sich wie erfrischendes Wasser, wie ein sanfter Entspannungsfluss oder wie dynamische Wellen der Kraft zu bewegen. Lassen Sie sich davon *ganz durchbewegen.*

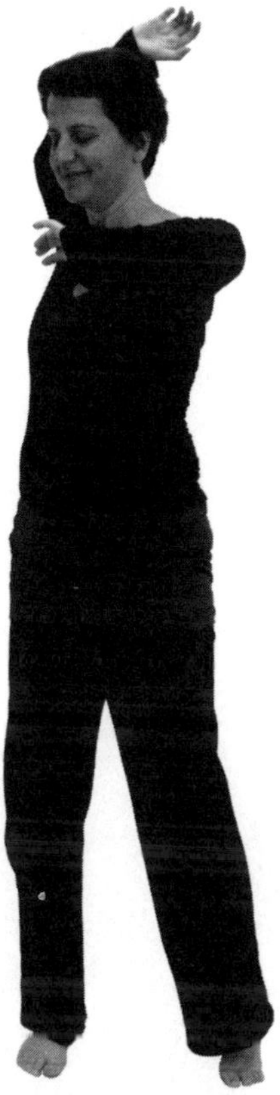

Bewegung im Qi Fluss

Kommen Sie von dieser Übung des Durchbewegens wieder zur Ruhe in der Qi Gong-Grundstellung. Beginnen Sie von Neuem und wechseln Sie beide Übungen ab. Ihre Bewegungen können größer oder kleiner sein, je nach Bedürfnis, Lust und Laune.

- ***Mühlstein drehen***
  - Stehen Sie in der Grundstellung, drehen Sie Ihre Handflächen und Laogong (energetisches Zentrum in der Mitte der Handflächen) in der Höhe des Dantians[21] (energetisches Zentrum im Unterbauch) nach unten, als ob die Hände auf einer Oberfläche auflägen (= auf einem Mühlstein nach chin. Vorstellung). Beginnen Sie nun, zuerst eine Hand entspannt und rund kreisend zunächst in eine und dann in die andere Richtung zu bewegen. Lenken und sammeln Sie Ihre Aufmerksamkeit in der Handfläche bzw. in Laogong. Wechseln Sie dann zur anderen Hand.

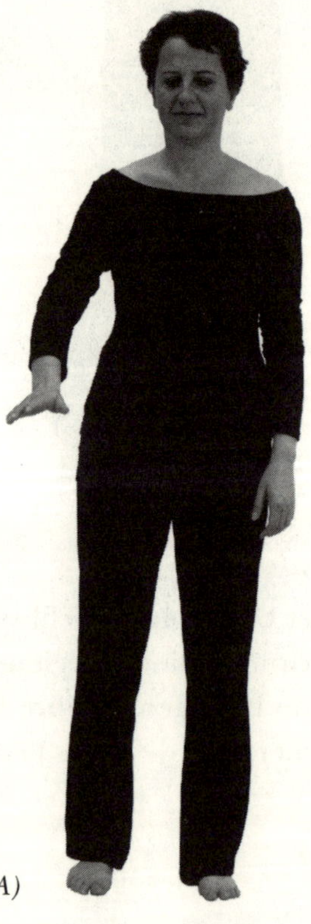

Mühlstein drehen (A)

- Nachdem Sie beide Hände ein paar Minuten bewegt und die Aufmerksamkeit in den Laogong gesammelt haben, ziehen Sie beide Hände abwechselnd kreisend vor dem Körper zum unteren Dantian. Die Handflächen sind dabei nach unten gedreht. Stellen Sie sich nun vor, das Qi mit den Laogong zum Dantian zu *ziehen*. Eine Vorstellung dazu kann sein, dass Ihre Hände auf einer Wasseroberfläche aufliegen und Sie nun Wasserwellen zu Ihrer Mitte hin ziehen. Achten Sie auf eine runde und fließende Bewegung und bleiben Sie einige Minuten bei dieser Übung.

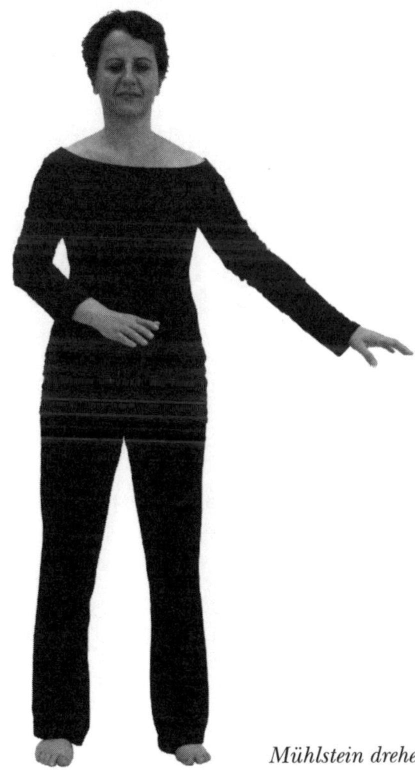

Mühlstein drehen (B)

- ***Dantian öffnen und schließen***

Stehen Sie in der Grundstellung, die Hände sind leicht seitlich Ihres Körpers, in der Höhe des Dantians. Drehen Sie Ihre Hände bzw. Laogong zueinander. Sammeln Sie Ihre Aufmerksamkeit zwischen den Laogong, als ob Sie einen großen Ball hielten. Bewegen Sie nun Arme und Hände auseinander (nun hätte ein größerer Ball zwischen Ihren Händen Platz) und schieben Sie die Laogong wieder zueinander (sodass jetzt ein kleinerer Ball dazwischen Platz hätte). Führen Sie öffnende und schließende Bewegungen vor dem Dantian aus. Eine gute Vorstellung dazu ist, dass Qi die Hände auseinanderschiebt

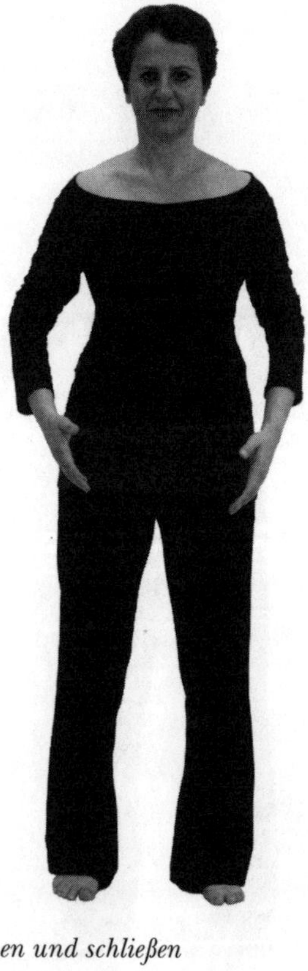

Dantian öffnen und schließen

und sie wieder zusammenzieht. Atmen Sie in dieses *Öffnen und Schließen.* Bei jedem Einatmen öffnen sich die Hände und bei jedem Ausatmen schließen sie sich wieder. Stellen Sie sich nun vor, *alles, was Sie sind,* öffnet sich, während Sie einatmen, und sammelt sich, während Sie ausatmen. Bleiben Sie einige Minuten bei dieser Übung. Experimentieren Sie dann damit, Ihre Hände zu drehen, das heißt, sie nach außen zu drehen, wenn Sie sie öffnen, um sie dann wieder zusammenzuführen.

- ***Die drei großen Kreise***

Stehen Sie in der Grundstellung, Ihre Handflächen und Laogong liegen wie auf einer Wasseroberfläche oder wie auf kleinen Bällen seitlich neben dem Körper, Ihre Schultern sind entspannt und weit.

1. Kreis: Führen Sie beide Hände zum Dantian, als ob Sie einen Ball vor Ihrem Dantian hielten. Beschreiben Sie mit Ihren Händen einen großen Kreis über die Seiten senkrecht nach unten und zurück zum Dantian.
2. Kreis: Beschreiben Sie nun mit den Händen einen großen flachen Kreis waagerecht vom Dantian zu den Seiten und wieder zum Dantian zurück.
3. Kreis: Beschreiben Sie mit den Händen einen großen Kreis vom Dantian senkrecht nach oben über die Seiten und wieder zum Dantian zurück (dritter Kreis).

Stellen Sie sich dabei diese drei großen Kreise, ausgehend vom Dantian nach unten, über die Seiten und nach oben, in angenehmer Weise vor. Stellen Sie sich vor, Sie werden über diese Kreise ausreichend und gut mit Qi versorgt. Bewegen Sie sich als Ganzes, das Zentrum führt dabei. Lassen Sie Ihren Atem fließen und sich zu Ihrem ganz eigenen Atemrhythmus inspirieren.

Tai Chi-Elemente zum Beginnen

- ***Seewellen***

Stehen Sie in der Grundstellung, Ihre Handflächen bzw. Laogong liegen in der Höhe des Dantians wie auf einer Wasseroberfläche oder wie auf kleinen Bällen seitlich neben dem Körper, die Schultern sind entspannt und weit. Drehen Sie das Zentrum etwas zu einer Seite und heben Sie die Hand auf der gegenüberliegenden Seite (etwa schulterhoch) und lassen Sie sie dann wieder sinken. Drehen Sie Ihr Zentrum nun zur anderen Seite, heben Sie die andere Hand auf der gegenüberliegenden Seite und lassen Sie sie wieder zurückgleiten. Bewegen Sie sich dann abwechselnd, die Hände hebend, zu beiden Seiten. Achten Sie dabei darauf, das Gewicht jeweils von einem Bein zum anderen zu verlagern. Die Fersen heben sich, wenn Sie den Arm nach oben ziehen, sodass die Fußsohlen bei dieser Übung recht gut massiert werden. Nehmen Sie Ihren ganzen Körper in die Bewegung mit. Ihr Zentrum dreht sich, hebt sich, sinkt ein wenig

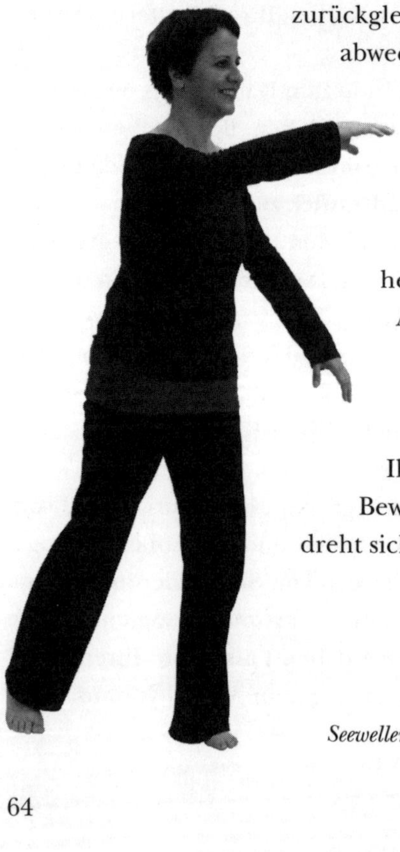

Seewellen

und trägt Sie. Stellen Sie sich vor, die Bewegung kommt aus dem Boden, fließt durch Ihre Beine, durch Ihr Zentrum und schließlich in die Arme und darüber hinaus. Wenn Sie einen Arm heben, so ist es, als ob ein sanfter Druck oder Zug ihn höbe. Nach und nach können Sie Ihren ganzen Körper immer mehr in eine schwingende, fließende Bewegung einbeziehen.

- ***Schwalbenküken fliegen***

Stehen Sie in der Grundstellung, lassen Sie Ihr Zentrum nun etwas weiter sinken, als ob Sie sich auf einen Ball setzten, der Sie trägt. Dabei sind die Knie nun etwas weiter gebeugt. Stellen

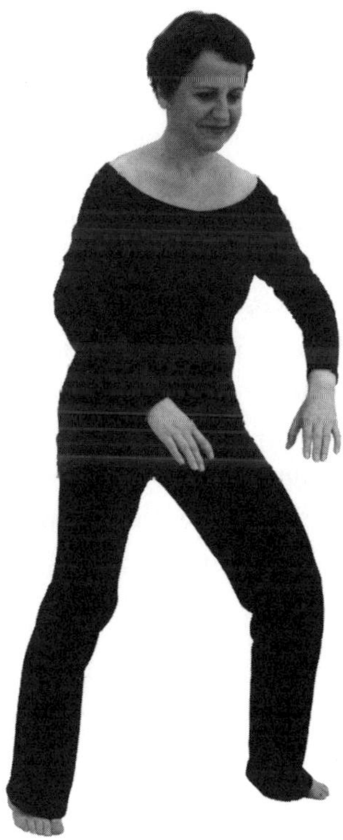

Schwalbenküken fliegen

Sie sich vor, Ihre Hände bzw. Laogong liegen auf einem Ball vor Ihrem Dantian. Lassen Sie nun Ihr Zentrum und Ihre Arme steigen und bewegen Sie Ihre Hände öffnend nach oben und außen, als ob Sie kleine Bälle losließen bzw. Schwalbenküken fliegen ließen. Bewegen Sie sich als Ganzes. Stellen Sie sich vor, die Bewegung kommt aus dem Boden, fließt durch Ihre Beine, durch Ihr Zentrum und schließlich in die Arme und darüber hinaus. Lassen Sie die Arme und Ihr Zentrum wieder sinken und beginnen Sie erneut damit, die Schwalbenküken steigen zu lassen. Bleiben Sie dabei, solange Sie können und mögen.

- ***Qi wecken***

Stehen Sie in der Grundstellung, lassen Sie Ihre Arme seitlich am Körper steigen und sinken. Ihr Zentrum führt dabei, das heißt, es hebt sich mit dem Steigen der Arme und sinkt wieder ein wenig beim Absenken der Arme, sodass Ihr ganzer Körper in der Bewegung des Sinkens und Steigens mitgehen kann. Atmen Sie in dieses *Steigen und Sinken.* Atmen Sie bei jedem Steigen ein und atmen Sie bei jedem Sinken aus. Stellen Sie sich nun vor, *alles, was Sie sind,* ist ein *Steigen und Sinken.* Bleiben Sie einige Minuten bei dieser Übung. Experimentieren Sie dann damit, Ihre Hände rund um den Körper zu bewegen und in verschiedene Richtungen steigen und sinken zu lassen. Stellen Sie sich dabei immer vor, dass Ihre Arme vom Zentrum aus gehoben werden, leicht und weit.

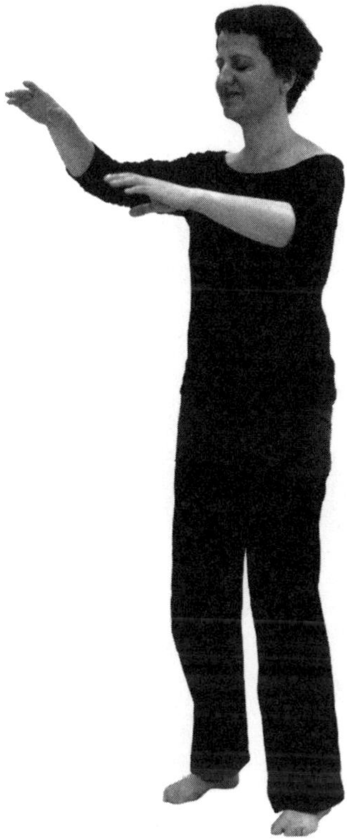

Qi wecken

- ***Im Fluss stehen / Schiebende und ziehende Kraft***

Setzen Sie von der Grundstellung aus einen Fuß in Schrittstellung nach vorn; beginnen Sie mit dieser Übung am hinteren Bein »sitzend«, das heißt mit dem Gewicht zu ca. zwei Dritteln nach hinten verlagert. Verlagern Sie nun das Gewicht nach vorn, das Zentrum führt dabei und die Arme bewegen sich weit und großzügig öffnend nach vorne mit. Verlagern Sie das Gewicht wieder nach hinten, indem wieder das Zentrum führt und auch Arme und Hände sich wieder nach hinten und unten zurückziehen. Stellen Sie sich bei dieser Bewegung vor, Sie

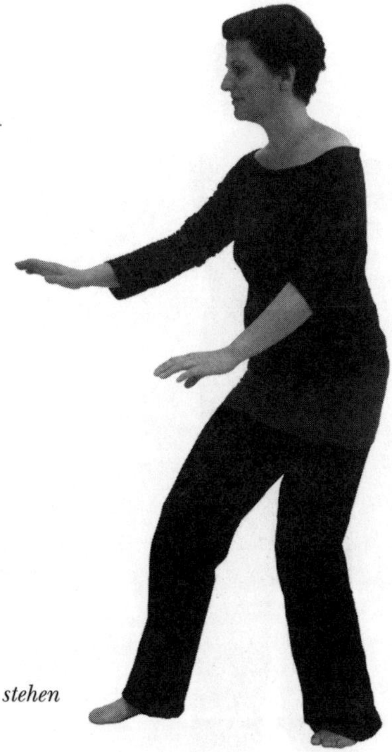

Im Fluss stehen

stehen in einem Fluss und die Strömung führt Sie. *Alles, was Sie sind,* bewegt sich dadurch nach vorn, Sie gehen ganz einfach mit der Bewegung mit. Beim Zurückverlagern stellen Sie sich vor, Sie ziehen gegen die Strömung des Flusses zurück, sanft, aber bestimmt, wie gegen einen leichten Widerstand, jedoch ohne *aktive* Kraft. Bleiben Sie bei dieser Übung, solange Sie können. Erinnern Sie sich immer daran, dass Ihr Zentrum führt und sich Ihre Beine abwechselnd entspannen und wieder Gewicht aufnehmen. Wechseln Sie nach einer Weile die Schrittstellung, sodass auch einmal das andere Bein nach vorne kommt, und experimentieren Sie auch damit, Ihr Zentrum ein wenig zu drehen. Auch die Strömung eines Flusses verläuft nicht immer schnurgerade …

- ***Kleine Wolkenhände***

Stehen Sie in der Grundstellung, beide Handflächen bzw. Laogong liegen wie auf einer Wasseroberfläche vor einer Seite des Körpers, in der Höhe des Dantians, so, als fließe direkt vor ihrem Körper ein kleiner Fluss vorbei, in den sie ihre Hände hineinlegen. Beginnen Sie nun, Ihre Hände von dieser Seite zur anderen zu bewegen bzw. zu ziehen. Heben Sie dann Ihre Hände ca. kopfhoch (Schultern bleiben entspannt), ziehen Sie sie auf dieser Höhe zur anderen Seite, um sie dort wieder sinken zu lassen. Das Zentrum führt, hebt, sinkt und dreht ein

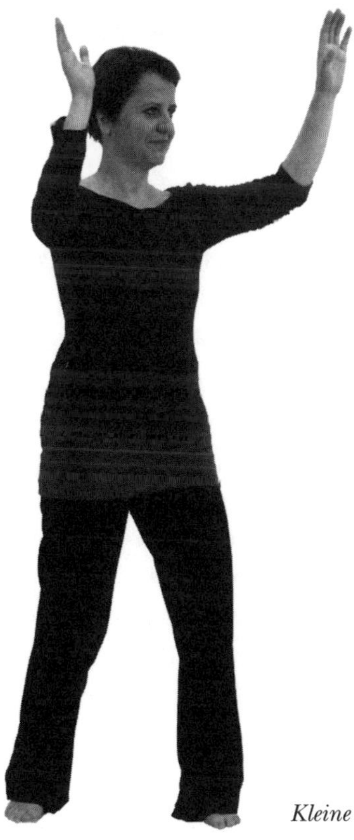

Kleine Wolkenhände

wenig mit. Verlagern Sie Ihr Gewicht dabei fließend von einer Seite zur anderen.

Stellen Sie sich bei dieser kreisenden Bewegung folgenden Ablauf vor: Sie legen Ihre Hände in eine Flussströmung, die sich vor Ihrer Mitte von einer Seite zur anderen bewegt, beim Steigen werden die Hände vom aufsteigendem und verdunstendem Wasserdampf getragen, oben können Sie sich mit der Bewegung der Wolken mitbewegen, um schließlich als Regen wieder zu sinken. Experimentieren Sie mit größeren und kleineren Kreisen, bewegen Sie sich als Ganzes und erinnern Sie sich daran, dass die Beine Sie sicher und gut tragen. Atmen Sie in diesen Kreislauf der Natur und lassen Sie Ihren Atem ganz frei fließen. Dabei immer wieder auch die Richtung wechseln und in die andere Richtung kreisen.

- ***Tai Chi-Kreise***

Stehen Sie schulterbreit in der Grundstellung oder Schrittstellung, Ihre Handflächen bzw. Laogong liegen wie auf einer Wasseroberfläche oder auf kleinen Bällen seitlich neben dem Körper. Heben Sie Ihre Arme vor dem Körper und bewegen Sie sie nach vorn, nach unten, zurück und wieder nach oben, als ob Sie Ihre Hände rund um einen großen Ball bewegten, der vor Ihrem Körper in der Luft liegt. Bewegen Sie sich als Ganzes und erinnern Sie sich daran, dass Ihre Beine Sie sicher und gut tragen. Lassen Sie Ihren Atem ganz frei fließen. Nachdem Sie sich einige Zeit rund um diesen Ball bewegt haben, können Sie mit verschiedenen Kreisbewegungen vor Ihrem Körper experimentieren. Stellen Sie sich flache, waagrechte oder senkrechte Kreise vor und bewegen Sie sich damit. Erinnern Sie sich daran, dass das Zentrum führt und Sie als Ganzes diesen *Kreislauf* ausführen, auch wenn hauptsächlich die Bewegung der Arme sichtbar ist.

- ***Kleine Tai Chi-Drehung***

Stehen Sie in Schrittstellung etwa schulterbreit, Ihre Handflächen bzw. Laogong liegen wie auf einer Wasseroberfläche oder auf kleinen Bällen seitlich neben dem Körper. Beginnen Sie mit dieser Bewegung am hinteren Bein »sitzend«, das heißt, ca. zwei Drittel Ihres Gewichts sind nach hinten verlagert. Verlagern Sie nun das Gewicht nach vorn, das Zentrum führt, und die Arme gehen in einer runden, kreisförmigen Bewegung mit

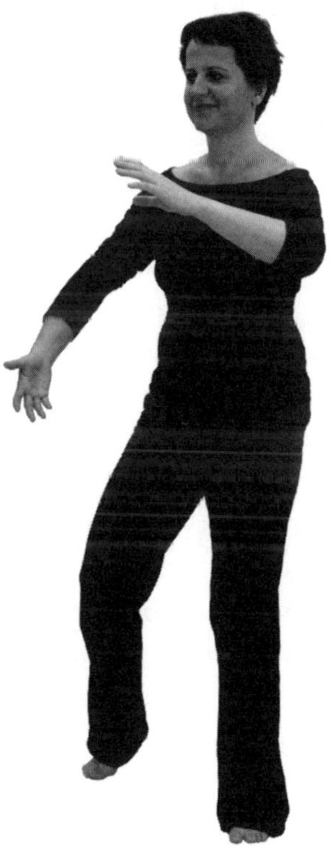

Drehung 1+2 (A)

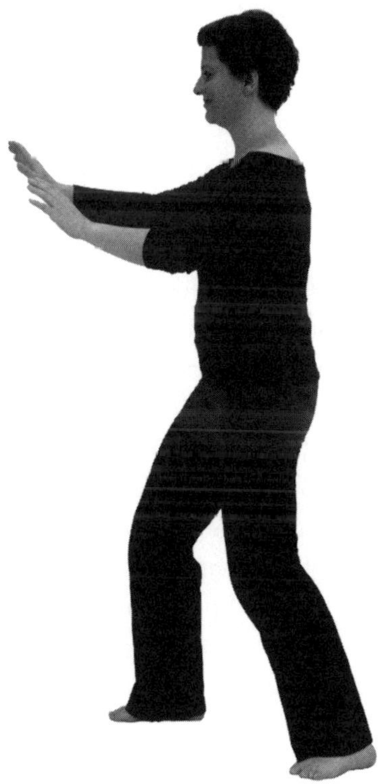

Drehung 1+2 (B)

der Verlagerung nach vorne mit, sodass Sie – wenn Sie vorne angekommen sind – vor Ihrer Mitte einen großen Ball halten. Dabei ist die Hand auf der Seite des vorderen Beines etwas höher als die andere. Sie sind nun mit etwas mehr als zwei Dritteln des Gewichts auf das vordere Bein verlagert, sodass sich auch die Ferse des hinteren Fußes gehoben hat. Drehen Sie nun das Zentrum um ca. 45 Grad zur Seite, der hintere Fuß dreht auf dem Ballen mit, die Hände drehen den Ball dabei, das heißt, der Ball liegt nicht »starr in der Luft«, sondern dreht sich auch mit. Achten Sie darauf, dass Hände, Schultern und Arme entspannt sind. Die vordere Hand ist ungefähr auf Schulterhöhe, die hintere Hand ist ca. auf Höhe des Dantian.

Drehen Sie Ihr Zentrum weiter, setzten Sie nun den hinteren Fuß mit der Ferse zuerst in die neue Bewegungsrichtung (um 90 Grad gedreht von der Ausgangsposition), und verlagern Sie auch das Gewicht zu dieser Seite. Das andere Bein dreht mit, sodass Sie schließlich schulterbreit in Schrittstellung um 90 Grad gedreht zur Ausgangsposition ankommen. Arme und Hände lassen den Ball nun nach vorne los, sodass sie schließlich in einer pushenden (schiebenden) Bewegung in die neue Bewegungsrichtung zeigen. Bewegen Sie sich als Ganzes und erinnern Sie sich daran, dass Ihre Beine Sie sicher und gut tragen. Anfangs ist es ein wenig kompliziert, diese Drehbewegungen fließend auszuführen, lassen Sie diese deshalb immer von Ihrer Vorstellung begleiten. Stellen Sie sich vor, Sie stehen in einem Flusslauf, die Bewegung beginnt mit der Flussrichtung nach vorn, schließlich dreht die Strömung, und Sie folgen dieser Strömung und bewegen sich in die neue Richtung mit. Lassen Sie Ihren Atem dabei ganz frei fließen.

- ***Einfache Tai Chi-Schritte***

Stehen Sie in Schrittstellung etwa schulterbreit, ca. zwei Drittel des Gewichts sind nach hinten verlagert. Drehen Sie Ihr Zentrum um ca. 45 Grad zu einer Seite (nach rechts, wenn Ihr rechter Fuß hinten ist, und umgekehrt), heben Sie Ihre Arme öffnend in Schulterhöhe zur Seite, Handflächen zeigen nach oben, Ellenbogen dabei fallen lassen, sodass die Arme sich *rund* öffnen können.

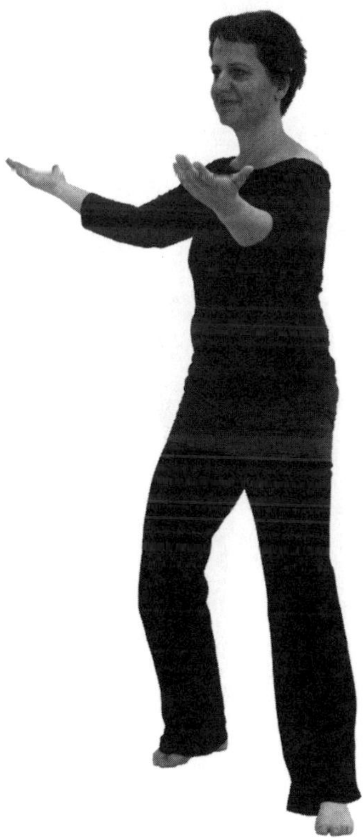

Tai Chi-Schritte 1

Verlagern Sie nun das Gewicht nach vorn, das Zentrum führt, und die Arme bewegen sich nach vorne mit, sodass die hintere Hand in eine pushende (schiebende) Handbewegung in gerader Bewegungsrichtung nach vorn mündet, die vordere Hand neben dem vorderen Knie zur Seite gleitet. Nun sind ca. zwei Drittel des Gewichts vorn, und die Bewegung ist direkt gerade nach vorn ausgerichtet, auch das Zentrum zeigt nach vorne.

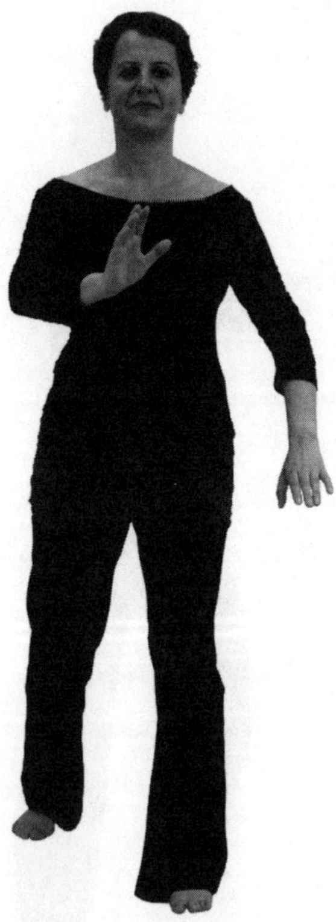

Tai Chi-Schritte 2

Verlagern Sie nun das Gewicht wieder etwas nach hinten, sodass Sie den vorderen Fuß etwas nach außen drehen können, nehmen Sie Ihre Arme jeweils seitlich des Körpers schwingend nach unten und ein wenig nach hinten mit.

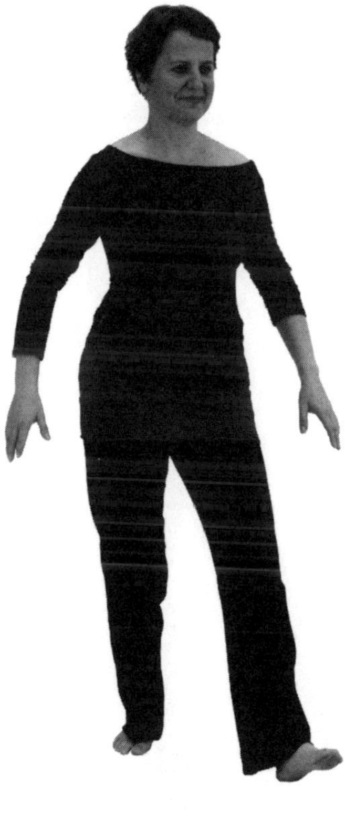

Tai Chi-Schritte 3

Drehen Sie das Zentrum zur anderen Seite, verlagern Sie das Gewicht wieder nach vorn, die Hände bewegen sich, als ob sie einen großen Ball vor Ihrer Mitte (ca. in der Linie gerade über dem vorderen Bein) griffen. Öffnen Sie dabei die Arme wieder zu den Seiten (Handflächen zeigen nach oben, Ellenbogen fallen lassen) und verlagern Sie das Gewicht ganz nach vorn, sodass Ihr hinterer Fuß sich hebt.

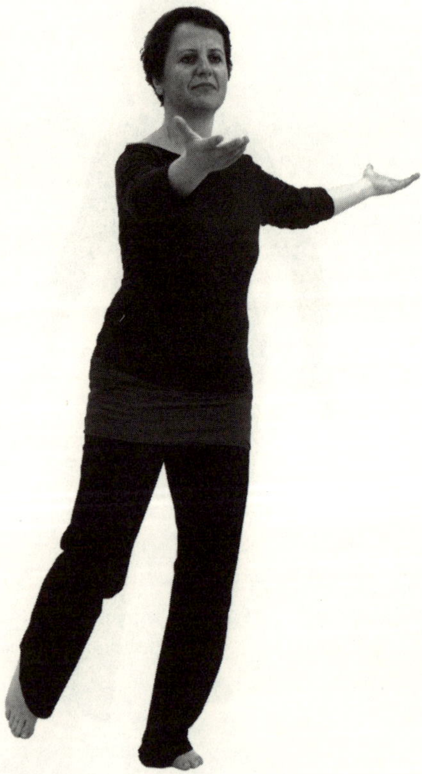

Tai Chi-Schritte 4

Drehen Sie Ihr Zentrum wieder gerade nach vorn und setzen Sie den Fuß in einem Schrittabstand schulterbreit nach vorn auf. Das Gewicht verlagert sich wieder zu ca. zwei Dritteln auf den vorderen Fuß. Lassen Sie Ihre Arme mit nach vorn kommen, sodass die hintere Hand wieder nach vorn in eine pushende (schiebende) Handbewegung in gerader Bewegungsrichtung nach vorn mündet und die vordere Hand neben dem vorderen Knie zur Seite gleitet.

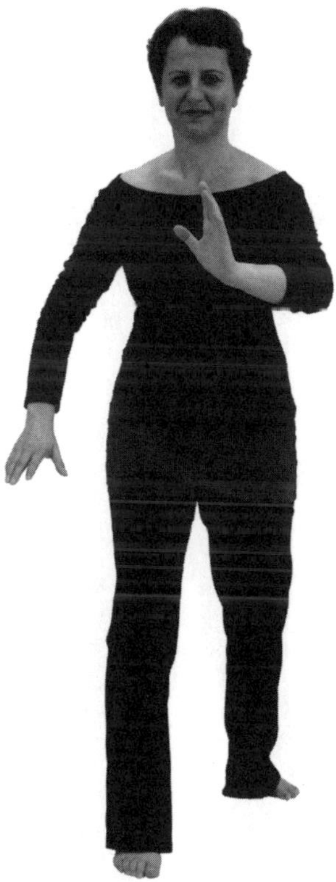

Tai Chi-Schritte 5

Fügen Sie nun einen Schritt an den anderen. Sie öffnen sich immer wieder zu einer Seite und gehen in einer etwas *rollenden* Bewegung nach vorn. Erinnern Sie sich daran, dass das Zentrum führt, Sie sich als Ganzes bewegen und Sie Ihren Atem fließen lassen. Üben Sie diese Schrittbewegung manchmal als einzelne Bewegungsteile, dann wieder als aneinandergereihte Schrittelemente. Stellen Sie sich vor, die Bewegung kommt aus dem Boden, fließt durch die Beine, durch das Zentrum und schließlich in die Arme und darüber hinaus.

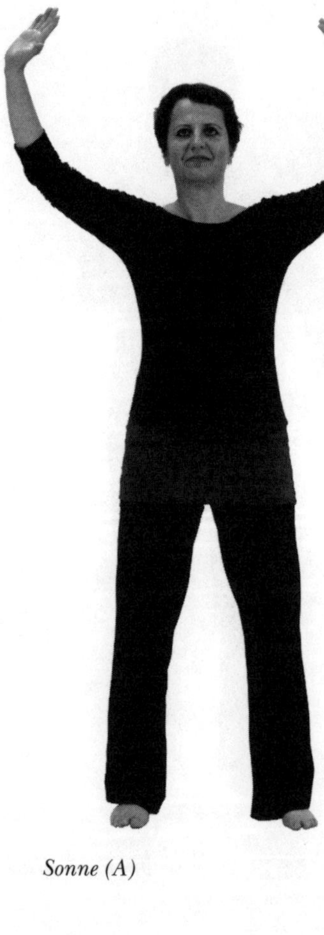

Sonne (A)

- ***Die Sonne umarmen und einsammeln***

Stehen Sie in Grundstellung etwa schulterbreit, die Handflächen bzw. Laogong liegen wie auf einer Wasseroberfläche oder auf kleinen Bällen in der Höhe des Dantians seitlich neben dem Körper. Öffnen Sie die Arme und heben Sie sie kreisförmig nach oben, als ob sie nach oben gezogen würden, bis Ihre Handflächen zum Himmel zeigen. Lassen Sie die Arme wieder nach vorn und etwas nach unten sinken, ziehen Sie dann, als ob Sie einen großen Sonnenball umarmten oder einen Ball vor

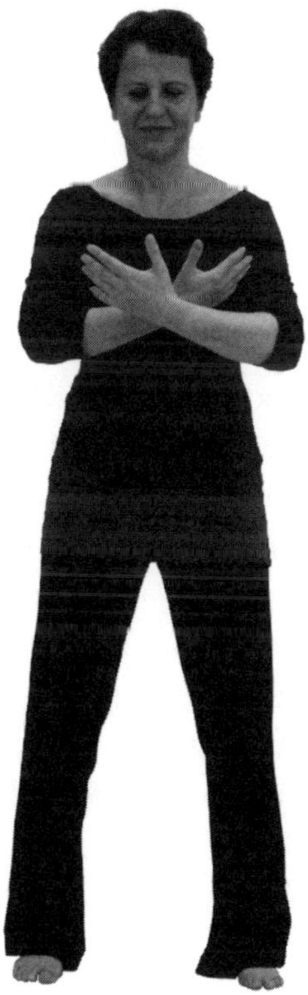

Sonne (B)

der Brustmitte hielten, Ihre Hände in Richtung Brustkorb und lassen Sie dann die Arme wieder sinken. Bewegen Sie sich als Ganzes, das Zentrum führt, hebt sich und sinkt, die Arme bewegen sich nur mit. Erinnern Sie sich daran, dass die Beine Sie sicher und gut tragen. Atmen Sie in das Gefühl, die Sonne einzusammeln, lassen sie Ihren Atem ganz frei fließen.

Anregungen für die Praxis

- Erstes Üben – entspannt und locker: Wenn Sie die ersten Grundübungen und Elemente üben, so kann ein guter Beginn sein, jede Übung ca. zehn Mal auszuführen und sich dazwischen immer wieder auszuschütteln, durchzubewegen und auf eine entspannte und fließende Bewegungsqualität zu achten.
- Tempo und Rhythmus: Die Bewegungen sollten eher langsam ausgeführt werden, nach dem Motto »Eins nach dem anderen, alles kommt zu seiner und in seiner Zeit«. Für Anfänger ist es aber oft schwierig, bei einem langsamen Tempo zu bleiben. Sie können die Bewegungen zu Beginn daher ruhig auch etwas schwungvoller und dynamischer ausführen. Achten Sie darauf, dass Sie sich wohlfühlen. Sie können Ihr Tempo auch variieren oder manchmal in einer Sequenz der Bewegung bleiben und abwechselnd mit Innehalten und Bewegen bzw. Stehen und Bewegen *spielen.*
- Körperstruktur beachten: Versuchen Sie, den Aspekt ökonomischer und guter Bewegung, wie im vorigen Kapitel beschrieben, sehr genau zu beachten und zu studieren, um sich selbst beim Erlernen dieser ersten Übungen *korrigieren* zu können. Die Erfahrung hat gezeigt, dass es gut ist, sich manchmal für diesen körperlichen und strukturellen Aspekt viel Zeit zu nehmen.

Denken Sie daran, dass es nicht um ein »richtig« oder »falsch« in der Bewegung geht, sondern um eine Integration von natürlichen Bewegungsprinzipien, die erst wieder erlernt werden wollen.

- Aufmerksamkeit: Versuchen Sie von Anfang an Ihre Aufmerksamkeit einzubringen. Suchen Sie sich gute Bilder und Vorstellungen zu den einzelnen Übungen. Flüsse, Räder, Bälle, Wind und Wasser sollen Sie – wie auch in den nachfolgenden Kapiteln noch genauer beschrieben – als Vorstellungshilfen inspirieren.
- Dabei bleiben: Wenn Sie schon ein wenig vertraut sind mit den Übungen, so versuchen Sie bei der Praxis der einzelnen Elemente zu bleiben, solange Sie können. Gehen Sie ein bisschen über die Grenze der »Anstrengung« hinaus.
- Bewegen und inneres Üben: Wechseln Sie Ihre Bewegungsübungen mit innerem Üben ab. Inneres Üben als *Bewegungspause* einzubinden ist ein recht guter Einstieg in diese meditativen Künste.
- Bewegungen verbinden: Verbinden Sie nun einzelne Elemente zu einem Bewegungsfluss, zu einer kleinen Tai Chi-Form. Auf den Seiten nach dieser Auflistung finden Sie eine Anregung dazu. Sie können die Elemente natürlich so aneinander reihen, wie es Ihnen Spaß macht. Wichtig ist es dabei, zu lernen von einem Element in ein nächstes zu *gleiten,* um die Übergänge mit der Zeit mühelos zu vollziehen.
- Die Arbeit mit den Prinzipien: Arbeiten Sie mit Ihren Übungen im Sinne der inneren und äußeren Prinzipien weiter. Der Erfolg liegt – wie im nachfolgenden Kapitel beschrieben – in der Einbindung dieser essentiellen Prinzipien. Versuchen Sie daher, nach und nach diese in Ihr Üben einfließen zu lassen.

Eine kleine Tai Chi-Form – Elemente verbinden

- ***Öffnen***

Stehen Sie in der Grundstellung, dieses Mal mit geschlossenen Beinen, und lassen Sie Ihr Zentrum ein wenig sinken. Heben Sie einen Fuß und setzen Sie ihn schulterbreit zur Seite, gleichzeitig öffnen sich die Arme, bis Ihre Handflächen bzw. Laogong wie auf einer Wasseroberfläche oder auf kleinen Bällen seitlich neben dem Körper liegen. Ihre Schultern sind weit und entspannt. Ihr Zentrum und die Hände beginnen nun zu steigen. Finden Sie einen guten Übergang zum …

- ***Qi wecken (ca. drei Mal)***

Verlagern Sie das Gewicht zu einer Seite und finden Sie einen guten Übergang zu den …

- ***Seewellen (ca. zwei Mal zu jeder Seite)***

Lassen Sie dann die Seewellen ausschwingen. Ihr Gewicht ist wieder gut auf beide Beine verteilt, und Sie drehen das Zentrum zu einer Seite[22]. Ihre Arme bewegen sich etwas vor den Körper und Sie finden einen guten Übergang zu »Wolkenhänden« und beschreiben …

- ***Kleine Wolkenhände (ein oder zwei Mal in jede Richtung)***

Nach einem kurzen Ankommen in der schulterbreiten Grundstellung, verlagern Sie das Gewicht zu einer Seite und die Arme bewegen sich schwingend zu dieser Seite. Setzen Sie einen Fuß nach vorn in Schrittstellung und finden Sie einen guten Übergang zur Bewegung …

- ***Im Fluss stehen (ca. zwei oder drei Mal)***

Beginnen Sie nun, das Zentrum etwas mehr nach vorn zu verlagern, sodass die hintere Ferse sich hebt, drehen Sie das Zentrum zu einer Seite und finden Sie einen guten Übergang in eine …

- ***Kleine Tai Chi-Drehung***

Nun öffnen Sie Ihre Arme zu einer Seite und finden von dort aus einen guten Übergang in die …

- ***Tai Chi-Schritte (sooft Sie möchten)***

Nun bewegen Sie sich wieder in die Grundstellung und finden einen guten Übergang zum Abschluss in das Element …

- ***Die Sonne umarmen und einsammeln***

Und – versuchen es wieder von vorne!

Üben Sie, solange Sie können, und lassen Sie sich von etwaigen »Ecken« in Bewegung, Abfolge und Übergängen nicht verunsichern. Es ist noch kein Meister vom Himmel gefallen. Ein erstes Verbinden von Bewegungen ist schon ein recht guter Erfolg!

Inneres Üben

»Aufmerksamkeit in die innere Landschaft lenken«, heißt es so anschaulich bei den alten Chinesen. Gemeint ist, die Aufmerksamkeit in jene innere Landschaft zu lenken, jenes innere Bewusstsein, das unser Denken, Fühlen und schließlich auch unser Handeln ausmacht. Jene innere Landschaft, jenes Wissen, welches gehört, benannt und bemerkt werden will, ist der Boden jeder *inneren* Übung. Will man östliche Übungspraxis in seinen Alltag einziehen lassen, so gilt es, sich dem *Inneren* anzunähern und zu lernen, wie dieses Innere beschaffen ist und wie bzw. wodurch man fließendem Qi durch innere Übung stärkende Impulse geben kann. Dies hat nichts mit Kontrolle, mit Beherrschung und Zwang zu tun, sondern mit dem Erlernen innerer Übung und Meditation.

Aufmerksamkeit schulen

- ***Wahrnehmen – Loslassen***

Nehmen Sie sich ein paar Minuten Zeit und versuchen Sie, im Stehen, Sitzen oder im Liegen zur Ruhe zu kommen, bei sich zu sein. Lassen Sie Ihren Atem ruhig und gleichmäßig fließen. Verbinden Sie jedes Einatmen mit der Vorstellung *weit und leicht,* jedes Ausatmen mit der Vorstellung *loslassen.* Experimentieren Sie damit, abwechselnd die Augen zu schließen und offen zu halten, um während der Übung ganz bei sich zu sein, aber bewusst auch Ihre Umgebung wahrzunehmen.

- ***Innere Landschaft***

– Schließen Sie die Augen und versuchen Sie, ganz ruhig und still zu bleiben. Lenken Sie Ihre Aufmerksamkeit in Ihre *innere Landschaft*. Versuchen Sie sich vorzustellen, Qi fließt im Körper, und experimentieren Sie mit Ihrer ganz individuellen Vorstellung von Qi. Vielleicht gibt es Bereiche im Körper, in denen diese Vorstellung leicht *kommt*. Experimentieren Sie mit der Vorstellung eines fließenden Grundsystems.

– Sammeln Sie Ihre Aufmerksamkeit im Unterbauch und experimentieren Sie mit der Vorstellung eines Qi-Zentrums (Dantian). Versuchen Sie, sich dieses Qi-Zentrum, dieses Meer des Qi, vorzustellen. Atmen Sie ganz ruhig und sanft in dieses energetische Zentrum im Unterbauch ein und aus ihm aus. Bleiben Sie bei dieser Übung bzw. Vorstellung, solange Sie können.

- ***Wahrnehmen, ohne zu werten***

Lenken Sie Ihre Aufmerksamkeit nach innen. Beobachten Sie Ihre innere Landschaft. Wie fühlen sich einzelne Körperteile an? Wohin zieht Sie Ihre Aufmerksamkeit? Welche Gedanken kommen? Versuchen Sie bei dieser Beobachtung einfach wahrzunehmen, ohne zu werten. Wenn bewertende Gedanken auftauchen, lassen Sie sie wieder gehen.

- ***Inneres Hören, Sehen, Fühlen und Gewahren***

– Nehmen Sie sich ein paar Minuten Zeit und versuchen Sie, im Sitzen oder Liegen zur Ruhe zu kommen, bei sich zu sein. Lassen Sie Ihren Atem ruhig und gleichmäßig fließen. Schließen Sie die Augen, sammeln Sie Ihre Aufmerksamkeit in Ihrer inneren Landschaft. Gibt es etwas, das Sie hören können? Die Bewegung des Atems? Den Herzschlag? Darmgeräusche? Ein leichtes Rauschen? Widmen Sie sich nun dem äußeren Hören. Welche Geräusche können Sie in Ihrer Umgebung hören? Kehren Sie dann wieder zum *inneren Hören* zurück.

- Lassen Sie Ihre Aufmerksamkeit wieder frei fließen. Beobachten Sie Ihre innere Landschaft. Was sehen Sie? Welche Bilder zeigen sich? Was nehmen Sie mit Ihrem inneren Augen wahr? Öffnen Sie die Augen und widmen Sie sich Ihrer Sinneswahrnehmung des äußeren Sehens. Kehren Sie dann wieder zum *inneren Sehen* zurück.
- Schließen Sie wieder die Augen und sammeln Sie die Aufmerksamkeit in Ihrer inneren Landschaft. Was fühlen Sie im Körper? Enge oder Druck, Leichtigkeit, Kribbeln oder etwas anderes? Nun widmen Sie sich dem äußeren Fühlen. Spüren Sie Ihre Unterlage, Kälte, Wärme etc. Kehren Sie dann wieder zum *inneren Fühlen* zurück. Sammeln Sie Ihre Aufmerksamkeit noch einmal in Ihrer inneren Landschaft. Welche Stimmung finden Sie dort vor? Wie würden Sie *Ihre innere Landschaft* beschreiben? Nehmen Sie neugierig alles wahr, was sich Ihnen zeigt.

Atmung und Vorstellung

- ***Atem und Qi-Vorstellung verbinden***

Lenken Sie Ihre Aufmerksamkeit nach innen, beginnen Sie Ihren Atem zu beobachten, ihm zu folgen, ohne ihn verändern zu wollen. Nehmen Sie wahr, wie Ihr Atem ein- und ausströmt, wie er über die Atemorgane in den Körper eintritt und wieder hinausströmt. Lassen Sie dabei Ihre Gedanken kommen und gehen und kehren Sie immer wieder zum Atem zurück. Beginnen Sie mit ein paar Minuten und versuchen Sie, dann immer länger dabeizubleiben.

- ***»Alles« atmet***

Versuchen Sie wahrzunehmen, wie der Atem den Brustkorb bewegt, wie die Organe, Ihr ganzer Körper durch den Atem bewegt wird. Versuchen Sie, in Ihrer Vorstellung den Atem bis tief in den Bauch fließen zu lassen, bis Sie wahrnehmen, wie Ihr ganzer Körper atmet, von Atem durchflutet und durchströmt wird. Dehnen Sie sich gedanklich über Ihre Körpergrenzen hinaus in die Weite aus. Lassen Sie sich dabei durch Ihre besten und wohltuendsten Vorstellungen inspirieren. Beginnen Sie mit ein paar Minuten und versuchen Sie, dann immer länger dabeizubleiben.

- ***Der Pfad von der Nase zum Dantian***

Lenken Sie Ihre Aufmerksamkeit nach innen und lassen Sie Ihren Atem bis in den Unterbauch fließen. Stellen Sie sich beim Einatmen den Weg von den Atemorganen zum Dantian vor, beim Ausatmen stellen Sie sich den Weg vom Dantian wieder zurück zur Nase vor. Verbinden Sie den Weg des Atemflusses zwischen Nase und Dantian mit der Vorstellung von fließendem Qi. Stellen Sie sich dabei ein fließendes Strömen vor, wie bei einem Fluss, oder lassen Sie sich durch andere wohltuende Vorstellungen inspirieren. Beginnen Sie mit ein paar Minuten und versuchen Sie, dann immer länger dabeizubleiben.

Daoistische Meditation

- ***Dantian – Laogong***

Lenken Sie Ihre Aufmerksamkeit auf die Mitte der Handflächen. Diese Bereiche, die Laogong, sind im Tai Chi und Qi Gong wichtige kleine Energiequellen. Stellen Sie sich vor, wie sich Qi in diesen Laogong-Bereichen sammelt. Eine beliebte Vorstellung sind drehende kleine Bälle. Versuchen Sie, ein paar Minuten bei dieser Vorstellung zu bleiben, drehen Sie dann die Hände zum Dantian und stellen Sie sich eine Verbindung der Laogong zum Dantian vor. Bleiben Sie mit der Aufmerksamkeit und Vorstellung bei dieser Verbindung, lassen Sie sich durch Ihre besten und wohltuendsten Vorstellungen inspirieren, wie z. B. das Bild eines großen Balles oder eines großen Energiefeldes. Finden Sie Ihre eigene beste und angenehmste Vorstellung.

Fühlt man sich nach einiger Zeit mit Vorstellungs- und Meditationsübungen schon ein wenig sicherer, so wird es Zeit, sich dem Kernstück alter daoistischer Übungen zuzuwenden. Qi zu sammeln, zu bündeln und zu speichern, damit es verstärkt auf allen Meridianen fließen kann, ist der Grundgedanke dieser alten Übungen wie auch der folgenden:

- ***Die goldene Perle bilden***

Lenken Sie Ihre Aufmerksamkeit nach innen, lassen Sie Ihren Atem fließen und sammeln Sie sich in Ihrer Vorstellung im Dantian. Stellen Sie sich vor, direkt ins Dantian einzuatmen und beim Ausatmen Qi in Ihrem Dantian zu sammeln. Eine beliebte Vorstellung ist, Qi, wie auf einen Punkt hin, auf die Mitte des Dantian zu sammeln, wie ein See, der sich ausbreitet und beim Ausatmen wieder in der Mitte zusammenzieht, sich bündelt. Dabei ist es nicht wichtig, eine große Bauchatem-Bewegung auszuführen, sondern vielmehr die Vorstellung und den Atemrhythmus wirken zu lassen. Wie ein Pulsieren folgt jedem Einatmen das Ausatmen, und jedes Ausatmen erinnert an das Sammeln, Bündeln und Nähren von Qi. Sie können diese Übung mit einigen Minuten beginnen und schließlich auch bis zu einer Stunde ausdehnen. Nach längerer Zeit des Übens wird dieses Sammeln im Dantian schließlich spürbar. Die »goldene Perle« hat begonnen sich zu bilden.

Nichtstun versus nichts zu tun

Herta, eine recht dynamische Mitfünzigerin, konnte zu Beginn ihres Tai Chi- und Qi Gong-Unterrichts nicht sehr viel mit innerer, ruhiger Übung anfangen, war sie doch gewohnt, sich mit viel Fitness- und Bewegungsübung fit und agil zu halten. Ständig war sie am Tun, auf dem Sprung und in Bewegung. Sicherlich hatte sie auch zu Beginn viel Freude beim Qi Gong- und Tai Chi-Üben, aber innere Übungen öffneten sich ihr nur langsam. Inneres Üben war für sie einfach Nichtstun, und das sah sie ja eher als sinnlos oder wertlos an. Nach einigen Jahren aber begann sie inneres Üben so richtig für sich zu entdecken. Es überraschte sie, wie gut dieses Nichtstun auf einmal war und wie spannend inneres Üben sich auf einmal auswirkte.

»Früher hab' ich es halt getan und innerlich gewartet, bis dieses Innere wieder vorbei ist. Ich dachte, das gehört halt dazu, also tu' ich es. Heute bin ich so erstaunt, dass ich auf einmal sitzen und mein inneres Üben genießen kann, einfach so, und es ist gut.« Als Begleiteffekt hat sie nach Jahrzehnten das Rauchen eingestellt, denn: »Ich habe gemerkt, dass es nicht mehr passt, und wenn ich meine, eine Zigarette zu brauchen, dann übe ich einfach!«

Üben beim Einkaufen

Inge beschreibt, wie inneres Üben in ihren Alltag einfließt: »Ich ertappte mich dabei, dass ich viel freier praktizierte und anfing, damit zu spielen. Ebenso fing ich an, Qi Gong in meinen Alltag einzubauen. Ich ärgerte mich nicht mehr beim Einkaufen über eine lange Schlange vor der Kasse, sondern nützte diese Zeit zum inneren Üben, und dadurch verlor das lange Warten beim Einkaufen plötzlich den Schrecken für mich.«

Zhan Zhuang – Meditation und inneres Üben im Stehen

»Qi beginnt zu steigen«, sagen die alten Chinesen und meinen damit, dass – nach längerer achtsamer Übung – jenes Qi selbsttätig zu arbeiten beginnen kann. Eine sehr effiziente Art, diesem Qi Impulse des Steigens und Wachsens zu geben, ist es, ganz einfach »Stehen zu üben« (Zhan Zhuang). Über immerwährendes Wirkenlassen von »Stehen mit Vorstellung« kann sich nach und nach ein Gewahrwerden des Qi-Flusses einstellen. Für die alten Chinesen war es völlig selbstverständlich, Zhan Zhuang mit Qi-Vorstellungen zu üben, da Geist und Körper dabei sehr gut zur Ruhe kommen. Durch kontinuierliche Zhan Zhuang-Übung beginnt Qi zu steigen, Blockierungen und Erstarrungen können schmelzen, wie es so schön heißt in der chinesischen Terminologie.

Gerade bei diesen Zhan Zhuang-Meditationen sollte man sich zu Herzen nehmen, dass es nicht um ein Ausführen von Übungsanleitungen geht, um ein Durchhalten bzw. Durch-Stehen, sondern um ein Ver-Stehen der Prinzipien dieses alten Übens. Da diese Praxis ein sehr großes Vermögen an Ye (Vorstellungsvermögen) erfordert, sollte man bedenken, dass dies einen kreativen, lebendigen Geist erfordert und keinen verkrampften Geist. Wichtiger als jede Übungsanleitung sollte sein, dass man sich diesen »alten Dingen« locker, natürlich und neugierig nähert.

Die Herausforderung ist nun, sehr ruhig in einer bestimmten »Übungshaltung« stehen zu bleiben (zu verweilen), um sich ganz bewusst in der meditativen Vorstellung (Ye) zu üben. Das heißt, man steht sehr still und lässt in meditativer Art und Weise gefühlshaft vorgestellte Qi-Bewegungen im Inneren wirken. Nach und nach wird so die Erfahrung eines Loslassens, eines Abgebens unnötiger Spannung, eines Entspannens »in ein ruhiges Stehen hinein« möglich. Körper und Geist können so zur Ruhe kommen, und Qi wird sehr effektiv dazu angeregt, auf all seinen Bahnen ins Fließen zu kommen, sich zu *bewegen.*

- ***Zhan Zhuang-Grundstellung, sich ins Stehen <u>hinein</u> entspannen***

Stellen Sie sich schulterbreit auf. Spüren Sie die Sohlen sicher und fest am Boden. Die Füße wurzeln in der Erde. Die Beine sind sicher, stark und doch beweglich, die Kniekehlen entspannt. Erinnern Sie Ihren unteren Rücken und den Bauch daran, sich zu entspannen, als ob Sie auf einem Ball säßen, der Sie unterstützt und trägt. Richten Sie den Körper auf und stellen Sie sich eine Achse vor, die durch Ihr Huyin (Damm) und Baihui (Scheitelpunkt) verläuft. Arme und Schultern sind frei, entspannt, weit und locker. Lassen Sie Ihren Atem fließen und stellen Sie sich vor, dass Ihr Qi überall ganz angenehm fließen kann. Bleiben Sie in diesem »Stehen mit Vorstellung« (wie auf S. 57 – Grundstellung), solange es Ihnen möglich ist. Nachfolgend einige Bilder zum *Wirkenlassen* und Experimentieren sowie Anregungen für kreatives Üben.

Stellen Sie sich vor,

- Sie treiben in einem warmen Fluss, und das Wasser bewegt Sie sanft.
- Sie stehen bis zur Taille im Meer, dann steigt das Wasser bis zur Brust und wiegt Sie leicht.
- Sie fühlen sich wie ein großer, alter Baum, der fest, sicher und tief verwurzelt in sich ruhend dasteht – stark und kraftvoll.
- der hintere Teil Ihres Körpers, Schultern, Rücken, Hinterkopf, liegt schwerelos in der Luft.
- Sie stehen auf einer weichen, flauschigen Unterlage, und Sie können das angenehme Gefühl an den Fußsohlen spüren.
- Sie stehen bis zu den Knöcheln im warmen, weichen Schlamm, der sich ein wenig hin- und herbewegt.
- an einem Faden nach oben sanft aufgerichtet zu werden, Ihre Haare werden sanft nach oben gezogen, es fühlt sich leicht und gut an.
- Sie spüren den Wind, der sie wiegt und in Ihre Mitte bringt.
- Sie stehen an einem warmen, angenehmen Platz in der Natur, die Sonne wärmt Sie.

Weitere Anregungen

- Visualisieren Sie dann auch Ihre eigene angenehme Vorstellung.
- Versuchen Sie, die Vorstellungen, Begriffe und Erfahrungen, die Ihnen bei der Zhan Zhuang-Übung kommen, auch zu zeichnen oder zu beschrieben.
- Bleiben Sie eine Weile stehen, spielen Sie mit diesen

entspannenden Vorstellungen. Versuchen Sie, dazwischen immer wieder ganz bewusst auch wieder herausgehen, auszuschütteln und sich »normal« zu bewegen. Wechseln Sie zwischen Zhan Zhuang-Stehen und Bewegen immer wieder ab.

- Versuchen Sie, ein paar Minuten die Zhan Zhuang-Grundstellung zu üben. Nehmen Sie anschließend wahr, wo in Ihrem Körper eine Bewegung beginnen möchte. Beginnen Sie von dort aus, fließende Bewegungen durch den ganzen Körper zu schicken, wie sanfte Wellen, die den ganzen Körper entspannen. Bewegen Sie sich schneller oder langsamer, ganz nach Lust und Laune. Achten Sie darauf, Entspannung und Lockerung in Ihren ganzen Körper zu *schicken.*

- ***Zhan Zhuang-Welle – Öffnen und Schließen***

Stehen Sie in der Zhan Zhuang-Grundstellung und lassen Sie die Arme und Hände locker seitlich hängen. Verbinden Sie Ihren Atemrhythmus dann mit folgender Vorstellung: Beim Einatmen stellen Sie sich vor, eine große Welle erfrischenden wohltuenden Qis *kommt*, Sie öffnen sich und nehmen Qi bis in jeden Meridian, bis in jede Zelle auf. Beim Ausatmen stellen Sie sich einfach vor loszulassen, die Welle geht wieder nach vorn hinaus, zieht sich zurück. Ihr Körper bleibt ganz ruhig bei dieser Vorstellung, Bewegungen geschehen nur in Ihrer Vorstellung. Beginnen Sie mit ein paar Minuten und steigern Sie sich langsam bis zu 20 Minuten oder auch länger.

Anregung für die Praxis

- Praktizieren Sie so lange, wie es Ihnen möglich ist, erinnern Sie sich aber daran, dass es guttut, zwischendurch immer wieder sanfte, entspannende Bewegungen durch den Körper zu schicken.

- Bleiben Sie so lange bei der Übung, wie es gut möglich ist, und bewegen Sie sich dazwischen immer wieder frei, gehen Sie herum, schütteln Sie sich aus, usw.

- ***Zhan Zhuang – Ball halten***

Stehen Sie in der Zhan Zhuang-Grundstellung, halten Sie die Arme locker und leicht gebeugt vor dem Körper, die Hände sind in der Höhe des Dantians. Drehen Sie Ihre Handflächen bzw. Laogong zueinander. Stellen Sie sich vor, Sie halten einen Ball zwischen Ihren Händen. Sie halten ihn sicher, aber ohne Kraftaufwand (neutral). Lassen Sie ihren Atem fließen, lenken Sie die Aufmerksamkeit zwischen Ihre Handflächen, stellen Sie sich vor, Sie halten einen großen Ball fließenden Qis zwischen ihren Händen (wie auf S. 62 – Dantian öffnen und schließen). Versuchen Sie, zunächst einige Minuten bei dieser Übung zu bleiben und sich dann langsam zu steigern. Verwenden Sie für Ihre Übungspraxis die obigen Anregungen.

- ***Zhan Zhuang – Stehen im Fluss***

Stehen Sie in der Zhan Zhuang-Grundstellung, Arme und Hände sind seitlich, ca. in der Höhe des Dantians, die Laogong sind zur Erde gedreht. Stellen Sie sich vor, Sie stehen in einem Fluss und Ihre Hände liegen auf fließendem Wasser. Versuchen Sie sich vorzustellen, wie das Wasser Ihre Hände sanft nach oben drückt und Sie mit sanftem Gegendruck *antworten.* Lassen Sie Ihren Atem ganz frei fließen; wenn Sie Anspannung in Ihren Armen, Händen oder in anderen Körperbereichen spüren, versuchen Sie immer wieder loszulassen; bemerken Sie, wie sanft Sie sich eine Bewegung vorstellen können. Versuchen Sie, *sanft, aber bestimmt* vorgestellte Bewegungen *auszuführen.* Beachten Sie auch hier die obigen Übungsanregungen. Beginnen Sie mit ein paar Minuten und steigern Sie langsam bis zu 20 Minuten oder auch länger.

- ***Zhan Zhuang – Inneres Pendel***

Stehen Sie in der Zhan Zhuang-Grundstellung und stellen Sie sich vor, dass sich ein dynamisches Pendel durch Ihre Mittelachse zieht. Ihr Huyin (energetischer Bereich am Damm) dehnt sich nach unten aus, auch Ihre Beine »wachsen« (wurzeln) in den Boden. Ihr Baihui (Scheitelpunkt) dehnt sich nach oben aus, als ob Sie an einem feinen Faden nach oben gezogen würden. Lassen Sie Ihren Atem fließen. Bleiben Sie wach und klar, fest verwurzelt und zentriert, während Sie sich vorstellen, das innere Pendel bzw. diese dynamische Achse hält und trägt Sie. Entspannen Sie sich in der Vorstellung dieses Gehaltenwerdens und Ausdehnens. Versuchen Sie dabei, nach oben und unten loszulassen. Beginnen Sie mit ein paar Minuten und steigern Sie langsam bis zu 20 Minuten oder auch länger.

Anregung für die Praxis

- Spielen Sie mit dieser Vorstellung und verbinden Sie sie mit Ihren eigenen kreativen Bildern von Aufrichtung und Verwurzelung. Nehmen Sie die Vorstellung des inneren Pendels in Ihre Alltagsbewegung mit hinein. Experimentieren Sie damit in verschiedenen Alltagssituationen.

Stehlampen-Übung

Es gab ein paar Jahre, in denen ich mich ganz intensiv mit Zhan Zhuang- Übungen beschäftigte. Ich übte gut und viel, da ich spürte, dass mir dieses Üben wirklich half, meinen Qi-Fluss zu stärken, und ich langsam in das Prinzip von Bewegung und Vorstellung hineinfand. Ich war entschlossen abzuwarten, um die Wirkweise dieser Meditations- und Vorstellungsübungen sich entfalten zu lassen. Besonders das Innere Pendel wurde zu meinem Favoriten. Als ich meinen Lehrer fragte, wie ich denn Fortschritte merken könne, antwortete er mir: »Übe so lange, bis Huyin zu Boden fällt.« Aha, dachte ich, und siehe da, auf einmal verstand ich, was da gemeint war. Da hatte sich tatsächlich etwas ausgerichtet in mir, ohne dass ich gewusst hätte, wie das genau vor sich gegangen ist. Die Vorstellung hatte meinen Körper einfach mitgenommen, und es war erstaunlich, wie dieses Prinzip mit der Zeit immer wirksamer wurde. Meistens übte ich in unserem Wohnzimmer mit Blick hinaus in den Garten und wartete eben, bis Huyin zu Boden fallen oder sich Baihui nach oben ziehen würde, oft sehr zur Belustigung meiner Tochter, die seinerzeit spöttisch bemerkte: »Mama, dich verkaufen wir dann halt als Stehlampe, wenn es knapp wird!«

III.

Die Arbeit mit den Prinzipien

Song – mittlere Konzentration

»Übe mit mittlerer Konzentration«, raten uns die Chinesen einhellig aus alter Erfahrung. Für das Üben gilt also: nicht zu viel und nicht zu wenig an Bemühen, Spannung und Konzentration. Üben Sie so, als wäre dieses Hier und Jetzt, Ihr momentanes Üben, das Wichtigste auf der Welt. Nichts kann Sie stören oder ablenken. Konzentrieren Sie sich aber nicht zu stark, das wäre Ihrem Qi nur abträglich. Beachten Sie Ihre Umwelt, machen Sie die Augen auf, bemerken Sie Ihre Umgebung, während Sie üben. Betrachten Sie Ihr Üben weder als besonders wichtig noch als bedeutungslos.

Spannung loslassen

Es gibt in unserem Kulturkreis einfach kein Wort, keine Entsprechung für den östlichen Begriff *Song*. Dennoch wird Song gern mit dem beliebten Wort »Entspannung« übersetzt. Song bedeutet jedoch, *unnötige* Spannung loszulassen und von *übermäßigem* Aufwand, Bemühen und Leistungsanspruch Abstand zu nehmen. Song heißt, Verhaftung, Verstrickung und so manche gedankliche Endlosschleife gehen zu lassen. Eine Blume, ein Baum ist Song, da sie anwesend sind, einfach da sind, nicht mehr, aber auch nicht weniger. Song beschreibt einen Zustand mittlerer Konzentration, einen Bereich zwischen hoher konzentrierter Aufmerksamkeit und völliger Entspannung. Song lädt ein zu *entspannender Anwesenheit,* aufmerksam und offen für sich und seine Umgebung zu sein, auf klare und einfache Art und Weise. Song heißt unter anderem auch, ersten Qi-Empfindungen, kleineren und größeren Erfolgen keine allzu große Bedeutung beizumessen. Empfindungen kommen und gehen, manchmal passiert innerhalb kurzer Zeit viel, manchmal wenig. Gehen wir davon aus, dass all dies natürliche Möglichkeiten unseres Bewusstseins sind, so sind alle Körper- und Qi-Empfindungen nichts weiter als Erfahrungen auf dem Weg, nichts weiter als einfaches Erfahrungserleben. Übermäßige Bewertung von Übungsfortschritten ist genauso abträglich wie Untertreibung des eigenen Könnens und Lernens.

Freude und Genuss sind dem Üben allerdings unglaublich zuträglich. Wer sein eigenes Tun nicht genießen kann bzw. die Übungspraxis nicht so zu gestalten vermag, dass sie immer mehr zum Genuss wird, wird niemals größere Früchte ernten können.

Den Dingen ihre Zeit lassen

Ranghild, eine junge Berufsschullehrerin, entwickelte ein kleines Übungsprogramm für Lehrer und Schüler. Ihre Erfahrung mit Song beschreibt sie mit folgenden schönen Worten: »Das Eintreten in die Ruhe beinhaltet kein Tun im Sinne unserer Vorstellung von Aktion. Vielmehr bedeutet es, ein »Lassen«: sich einzulassen, es zuzulassen und alles loszulassen. Es bedeutet aber gewiss nicht, dass unbedingt etwas passieren muss, denn das funktioniert sicher nicht. Es gibt keinen Stress, keinen Druck, keine unbedingt zu erzielende Leistung bzw. ein Ziel oder Ergebnis. Der Prozess ist entscheidend – und Vertrauen. Vertrauen dahinein, dass sich alles so entwickelt, wie es gut ist, wenn man den Dingen ihre Zeit lässt und nicht versucht, alles zu beschleunigen und ständig korrigierend einzugreifen. Gemeint ist also eine hochaufmerksame, aber entspannte Geistes- und Körperhaltung, in der man bereit ist, sich anzupassen und mitzufließen, statt das Schicksal bestimmen und verändern zu wollen. Mir ist es immer schwergefallen, die eigene Beschränktheit zu akzeptieren, aber wenn ich es tue, eröffnen sich ungeahnte Möglichkeiten und oft wirkliche Freiheit. Aber erst vor ganz kurzem habe ich verstanden, dass es nicht darum geht, mich dem Leben zu ergeben und zu hoffen, dass schon alles richtig gehen wird, sondern dass es darum geht, unsere Sinne zu schulen, um das Wirken des Qi zu erkennen und danach zu handeln, um gesund und glücklich leben zu können. Dies beinhaltet also sehr wohl einen aktiven Aspekt, da es ja völlige Ruhe nicht gibt.«

Sehn-Sucht nach Entspannung in einer Leistungsgesellschaft

»Ich weiß, ich sollte mich entspannen.« »Ich sollte viel gelassener sein.« »Warum kann ich mich nur nicht entspannen?« Das sind häufig geäußerte Sätze zu Beginn von Seminaren. Nur, ist es wirklich Entspannung, was hier gesucht oder vermisst wird? Sollte man angesichts der globalen Umweltkatastrophen, von Leid oder Krankheit tatsächlich entspannen und gelassen dem Lauf des Lebens zusehen? Sollte man gestressten, kranken oder von Burn-out überrollten Menschen wirklich Entspannungstraining zumuten, Schmerz und Leid *wegentspannen* wollen? Wird da etwas gänzlich missverstanden? Versucht unsere Welt, innere Übung und Meditation zu verharmlosen und unter »Entspannung« einzureihen? Sollte die Antwort auf Leistungsdruck und große berufliche und private Anspannung im allabendlichen Entspannungstraining liegen? Sollte man mittels Entspannungstraining noch leistungsfähiger, noch belastbarer werden? Manchmal kommt es mir so vor, als wäre es ein Makel, Entspannung nicht zu *beherrschen*, Entspannungstraining als Methode nicht schon längst gebucht zu haben. Ich denke, solange nicht grundsätzlich der Umgang mit sich selbst und der Umwelt thematisiert wird, spaltet sich menschliches Dasein in unserer leistungsbezogenen Gesellschaft immer mehr auf in höchste berufliche und private Ansprüche auf der einen Seite und eine Menge Urlaubssehnsucht, Wellness- und Entspannungstraining auf der anderen Seite. So wechseln wir zwischen Anspannung und Entspannung endlos hin und her, ohne wirklich etwas Grundsätzliches zu bewirken.

Wir kennen die Begriffe Spannung, Anspannung und Entspannung. Spannung bedeutet hoher Energieaufwand und Konzentration. Spannung antwortet auf Anforderung und auf Gefahr. Anspannung ist eher negativ besetzt und impliziert übergroßes Bemühen, übermäßige Spannung und scheint auf Druck, auf Angst und auf physische und psychische Belastung zu antworten. Entspannung wiederum bedeutet für uns völliges Loslassen, impliziert leere Spannung, auch Urlaub und Genießen, die Seele baumeln lassen. Spannung ist ein vorübergehender Zustand, der als Antwort auf momentane Anforderung auch sinnvoll zu sein scheint. Spannung kann wieder losgelassen werden und in einen weniger gespannten Zustand wechseln. Anspannung jedoch verselbständigt sich gerne, man wird sie nicht so leicht wieder los, setzt sie sich doch gerne auf vielen Ebenen fest. Die meisten Menschen sind sich ihrer inneren oder äußeren Anspannung durchaus bewusst. Gern wäre man diesen unliebsamen Gast im eigenen Selbst auch wieder los. So einfach scheint es aber nicht zu funktionieren.

Wenn wir von östlichen Methoden erwarten, dass sie uns

in den Zustand der absoluten Entspannung (nach unserer sprachlichen Definition) bringen soll, dann sind wir auf dem falschen Weg. Möglicherweise ist diese Sehn-Sucht nach größtmöglicher Entspannung nur wieder eine Fährte in noch größere Abgrenzung und Abspaltung, in ein noch größeres Dichtmachen unserer sowieso schon stark vorhandenen Grenze zur Außenwelt und zu unseren Mitmenschen. Tai Chi und Qi Gong können uns, wie alle östlichen und auch westlichen kontemplativen Methoden, in ein Sein-Lassen führen. Unnötige Anspannung nach und nach loszulassen, in diesem Sinne wacher und aufmerksamer für uns und unsere Umwelt durchs Leben zu gehen, kommt den Zielen östlicher Wege schon näher. Dies beinhaltet aber auch den Entschluss, Verantwortung zu übernehmen für Veränderung und eigenes Wachstum.

Etwas für mich tun

Rückblickend erzählt Wolfram, Unternehmer eines größeren Betriebes, von Übungsbeginn und Veränderungen in seinem Leben: »Ich wollte etwas für mich tun, zu mir kommen, lernen, mit dem beruflichen und alltäglichen Stress besser umzugehen. Tatsächlich war und bin ich teilweise noch ein von Unruhe und planerischer Aktivität Getriebener, der entweder versuchte, in die Zukunft zu laufen, weil das Leben dort vielleicht ›besser‹ sein könnte, oder in den alten Kisten der Vergangenheit kramte. Heute ist mir das zumindest bewusst. Doch das Praktizieren von Qi Gong und Meditation lehrte mich, dass das Leben nur in einem einzigen Augenblick, einem einzigen Atemzug wirklich stattfindet – dem Jetzt. Und manchmal erlebe ich Bewegungsübungen wie aneinandergereihte Augenblicke, wie einen Augenblick. Dann ist mein Leben im Fluss. Und ich lebe jetzt.«

Entspannung auf Knopfdruck – leider nicht

Eines Tages meldet sich Thomas per E-Mail zu einem Kurs an. Leider ist der Kurs schon voll und ich muss ihn auf einen späteren Zeitpunkt vertrösten. Aber Thomas hat es eilig, und so verspreche ich ihm am Telefon, dass – falls jemand ausfällt – er noch einen Kursplatz bekommt. Tatsächlich erkrankt eine Teilnehmerin, und er kommt zum Kurs. Thomas beschreibt seine Anspannung recht plastisch. Er kann sich kaum auf den Füßen halten, sein ganzer Körper schmerzt, schon die kleinste Übung macht ihm Probleme. Er weiß um seine Anspannung, er weiß um seinen Stress, um seine berufliche Überforderung. Er sagt, er wolle einmal in der Woche einen Kurs besuchen, um sich wenigstens ein bisschen um sich selbst zu kümmern. Er möchte lernen, sich zu entspannen, um seinen alltäglichen Stress besser durchhalten zu können. Ich bemerke, wie sehr enttäuscht er ist, als ich ihm klarmachen muss, dass der Weg in ein wieder lebenswerteres Dasein ein langfristigeres Projekt ist und auch Tai Chi und innere Übung gelernt und geübt werden wollen.

Anregungen für die Praxis

- ***Die eigene Song-Übung finden***

Bevor Sie zu üben beginnen, ist es immer sinnvoll, sich ein wenig Zeit zu lassen, um in eine ruhige und wache Aufmerksamkeit zu gelangen. Hier erhalten Sie ein paar Anregungen zum Experimentieren, bevor Sie zu üben beginnen, im Sitzen, Liegen oder im Stehen.

Stellen Sie sich vor,

- Sie liegen in einem Bach oder Fluss und das Fließen des Wassers entspannt Sie allmählich immer mehr.

- Sie stehen wie ein Baum, nach unten sicher und fest, nach oben weit und leicht.
- Sie stehen unter einer Dusche oder einem Wasserfall, und angenehm belebendes Wasser durchströmt Sie. Atmen Sie in das Dantian und stellen Sie sich vor, wie sich langsam von dort aus fließendes Qi in Ihrem ganzen Körper ausbreitet und Sie angenehm durchströmt.

- ***Drei-Routen-Entspannung / Kleine Songübung***

– Legen Sie sich an einem ruhigen, ungestörten, warmen Platz auf den Rücken. Fühlen Sie Ihren Körper auf der Unterlage und lassen Sie in Ihrer Vorstellung Ihren Rücken in den Boden sinken, auch Beine, Schultern und Kopf sinken in den Boden. Lassen Sie Ihren Atem fließen. Atmen Sie weit und leicht ein und entspannen Sie sich beim Ausatmen und geben Sie alles an den Boden ab.

– Route 1: Stellen Sie sich einen Strom von wohltuendem, angenehmem Qi vor, das vom Baihui über die Seiten Ihres Kopfes fließt; lassen Sie diesen Strom von Qi über die Seiten des Schädels, die Schläfen, den Bereich der Ohren bis zu den Seiten des Halses hinabfließen. Stellen Sie sich vor, wie wohltuendes Qi weiter fließt, öffnet, löst, auffüllt. Der Strom wohltuender Energie fließt weiter, wie von selbst, über Ihre Schultern und Oberarme bis in die Fingerspitzen. Nehmen Sie wahr, wie sich die Seiten Ihres Kopfes und die Arme mit angenehm fließendem Qi auffüllen.

– Route 2: Gehen Sie mit Ihrer Aufmerksamkeit wieder zum Baihui, lassen Sie den Strom von wohltuendem Qi jetzt die Vorderseite Ihres Körpers hinunterfließen, über Ihre Stirn, das Gesicht und den Hals. Nehmen Sie wahr, wie sich Ihre Gesichtszüge entspannen, auch Ihr Kiefer und die Kehle. Qi fließt weiter, öffnet, löst, füllt auf. Stellen Sie sich vor, wie sich Ihre Organe entspannen, auch der Brustkorb, der Oberbauch und die Geschlechtsorgane entspannen sich. Qi fließt weiter bis in die Vorderseite Ihrer Beine und bis in die Zehen.

- Route 3: Gehen Sie mit Ihrer Aufmerksamkeit wieder zum Baihui, lassen Sie den Strom von wohltuendem Qi jetzt die Hinterseite Ihres Körpers hinunterfließen. Stellen Sie sich vor, wie der Strom angenehmer Energie über die Hinterseite des Schädels fließt und Qi öffnet, löst, auffüllt. Stellen Sie sich vor, wie Ihr Nacken, die Schultern und der Rücken sich weiten können. Beobachten Sie, wie Qi über die Unterseite Ihrer Beine fließt, bis in die Fußsohlen. Stellen Sie sich vor, Sie können Ihren Sohlen zuschauen, wie sich darin Spannungen lösen und diese scheinbar weiter werden.
- Gehen Sie nun mit Ihrer Aufmerksamkeit wieder zum Baihui, stellen Sie sich vor, Qi fließt überall durch Ihren Körper, durch *alles, was Sie sind.* Stellen Sie sich vor, wie Ihr ganzer Körper mit angenehmem, wohltuendem Qi versorgt wird. Abschließend kehren Sie mit Ihrer Aufmerksamkeit wieder zum Dantian zurück.

In Kurzform

Route 1: vom Baihui (Scheitelpunkt) seitlich über Gesicht, Hals, Schultern, Arme, zu den Fingerspitzen

Route 2: vom Baihui vorn über Gesicht, Hals, Brust, innere Organe, Leisten, über die Beine bis in die Zehen

Route 3: vom Baihui über den Hinterkopf, über den Rücken, über die Beine bis in die Sohlen

- ***Von punktförmiger Aufmerksamkeit zu breiter Aufmerksamkeit***

Lenken Sie Ihre Aufmerksamkeit ganz bewusst auf Ihre äußere

Umgebung. Konzentrieren Sie sich auf einzelne Dinge, die Sie gerade vor sich sehen, einen Tisch, ein Bild in Ihrem Zimmer oder etwas anderes in Ihrer Nähe. Dehnen Sie dann Ihre Wahrnehmung von dieser konzentrierten Aufmerksamkeit auf einen Gegenstand in eine breitere Wahrnehmung aus. Lenken Sie Ihre Aufmerksamkeit auf den Raum als *Ganzes*, auf das Zimmer in seiner Gesamtheit, ohne bestimmte Details zu fixieren, ohne einzelnen Dingen Ihre besondere Aufmerksamkeit zu geben. Wechseln Sie mehrmals zwischen diesen beiden Wahrnehmungsmöglichkeiten hin und her.

- ***Körperwahrnehmungen***

Lenken Sie Ihre Aufmerksamkeit nach innen und lassen Sie dabei Ihren Atem fließen. Beobachten Sie nun, welche Bereiche Ihres Körpers Ihre Aufmerksamkeit anziehen, z.B. die Wahrnehmung in einem Gelenk, ein warmes Gefühl in einem Teil des Körpers, eine Muskelverspannung. Bleiben Sie mit Ihrer Aufmerksamkeit an dieser Stelle und versuchen Sie für sich selbst, dieses *Fühlen* ganz genau zu fokussieren und zu beschreiben. Wechseln Sie dann zu einer breiteren Aufmerksamkeit, indem Sie Ihren Körper ganz bewusst als Ganzes wahrnehmen. Folgen Sie Ihrem Atemfluss, stellen Sie sich vor, Qi fließt überall im Körper; dehnen Sie den Qi-Fluss in Ihrer Vorstellung über Ihre Körpergrenzen hinaus aus. Wechseln Sie mehrmals von der fokussierten zur breiteren Wahrnehmung und Aufmerksamkeit.

- ***In der Natur***

Suchen Sie sich einen ruhigen, angenehmen Platz in der Natur. Richten Sie Ihre Aufmerksamkeit auf ein bestimmtes Objekt in Ihrer Umwelt. Betrachten Sie dieses Detail konzentriert und aufmerksam. Versuchen Sie dann Ihren Blick auszudehnen, zu »defokussieren«, sodass Sie das gesamte Umfeld wahrnehmen. Wechseln Sie zwischen beiden Möglichkeiten des Sehens hin und her und nehmen Sie dabei die Veränderung im *Sehen* wahr.

- ***Mittlere Konzentration – alltägliche Beobachtung***

Wenn Sie das nächste Mal einen Spaziergang machen, dann nehmen Sie sich eine halbe Stunde Zeit in der Natur. Versuchen Sie in dieser Zeit in verschiedenen *Konzentrationsstufen* anwesend zu sein. Widmen Sie sich dem ersten Teil Ihres Spaziergangs auf der Stufe hoher Konzentration. Versuchen Sie, Ihre Umgebung ganz genau wahrzunehmen und viele Details zu bemerken. Wechseln Sie nach zehn Minuten in den Bereich völliger Entspannung und minimaler Konzentration, lassen Sie Ihre Aufmerksamkeit dahingleiten und dabei Ihre Gefühle und Gedanken fließen. Zum Abschluss des Spaziergangs versuchen Sie dann, in einen mittleren Konzentrationszustand zu wechseln. Seien Sie wach und klar, nehmen Sie sich selbst und Ihre Umgebung wahr, bleiben Sie dabei aber bei nirgendwo *hängen.* Bemerken Sie die Veränderung der Konzentrationsstufen.

Song – Qi Gong im Krankenhaus

Vier Jahre lang hatte ich die Möglichkeit, in einem Linzer Krankenhaus auf der onkologischen Abteilung regelmäßig einmal in der Woche eine Stunde Qi Gong mit den Patienten zu üben. Die Station war sehr bemüht, interessiert und offen. Qi Gong sollte für die Leute ein Angebot sein, selbst etwas zu ihrem Wohlbefinden beizutragen. Anfangs war ich mit der schwerstkranken

Klientel völlig überfordert. Schnell aber näherten wir uns an, und die Stunden wurden beiderseits zu einem großen Gewinn. Ich konnte von den schwerkranken Patienten unglaublich viel lernen und war sehr froh, diese Erfahrung machen zu dürfen. Ein großes Problem stellte die Räumlichkeit dar. Leider gab es keinen geeigneten Raum im Krankenhaus für diese Übungen. So wurde mir der Behandlungsraum der Tagesklinik zur Verfügung gestellt. Oft waren aber an diesen frühen Nachmittagsstunden noch Patienten anwesend, die an ihrer Chemotherapie- oder Blutinfusion ›hingen‹. Diese ›Zuschauer‹ waren meistens zwar sehr überrascht von dem, was wir denn da wohl taten, waren uns aber durchaus wohlgesinnt. Andere wiederum versorgten uns mit zynischen Kommentaren, wie »Na, wenn man ordentlich arbeitet, braucht man so was sowieso nicht«, oder »Regelmäßiges Holzhacken ist weit g'scheiter«. Andere saßen einfach da und warteten auf ihren Abtransport nach Hause. Einmal passierte es, dass ich einen verwirrten älteren Herrn, der kurz entschlossen allein den Nachhauseweg antreten wollte, wieder einfangen *musste. Dazu kam, dass Ärzte und Krankenschwestern ein- und ausgingen. Kurzum, wir waren alles andere als ungestört, wir, ein kleines Grüppchen Qi Gong bzw. Meditation übender Menschen inmitten des alltäglichen Krankenhausgeschehens. Interessanterweise aber hatte der Wirbel rundherum einen beinah therapeutischen Effekt. Unser Üben wurde in völlig normales Alltagsgeschehen einbezogen. Keiner beachtete uns sonderlich, und auch wir blieben ganz einfach bei dem, was wir taten – nicht mehr, aber auch nicht weniger. Und tatsächlich waren die Leute hinterher oft richtig stolz darauf, dass nichts und niemand sie ablenken konnte, nichts sie rausgebracht hatte.*

Ruhe bewahren und sich auf sich selbst konzentrieren

Trude, eine Werbefachfrau, beschreibt ihre Erfahrungen so: »Mit 40 wurde bei mir Brustkrebs diagnostiziert. Chemotherapie, Operation und Bestrahlungen waren die Folgen, die meinen Körper und auch meine Psyche schwächten, aber die Krebserkrankung erfolgreich bekämpften. Bei einem Kuraufenthalt, den ich absolvierte, um mich von den vielen Behandlungen zu erholen, lernte ich Qi Gong kennen. Der Kurs, den ich besuchte, gefiel mir so gut, dass ich beschloss, eine Ausbildung zur Qi Gong-Trainerin zu beginnen. Qi Gong hilft mir, meine innere Mitte, die durch meine Krebserkrankung ziemlich ins Wanken geraten war, zu finden. So gelingt es mir auch, bei den Kontrolluntersuchungen (z. B. Computertomografie), die ich regelmäßig machen muss, durch innere Übungen mit dem Qi Ruhe zu bewahren und mich auf mich selbst zu konzentrieren.«

Bewegungsprinzipien

Sein als Ganzes

Meditative Bewegungsarbeit wirkt sensibilisierend auf der Körperebene. Das bedeutet auch, dass dieses Tun Körperlichkeit und körperliches Sein wieder selbstverständlicher werden lässt. Lust auf Bewegung kann wieder natürlich, leicht, unspektakulär und überraschend normal werden. Zu Beginn ist es erst einmal nur wichtig, die Bewegungen großzügig, weit und offen auszuführen, auch wenn es sich vielleicht etwas »eckig« oder unsicher anfühlt. Es ist besser, in der Großzügigkeit des Bewegens zu übertreiben, als die Bewegungen zu eng auszuführen. Versuchen Sie, Ihren ganzen Körper zu Beginn ruhig etwas schwungvoller zu bewegen. Später werden die Bewegungen ganz von selbst langsamer und sparsamer.

In unserer mechanistischen Auffassung von Bewegung hat sich eine Art »Bewegungsapparatedenken« durchgesetzt. Experten scheinen ganz genau zu wissen, was für die Gelenke, den Muskelaufbau und für jeden einzelnen Körperteil das beste Training ist. Tai Chi jedoch heißt, sich als Ganzes zu bewegen, zurückzufinden in eine Bewegung, die niemals geteilt, niemals getrennt von allem anderen ist. Zu Beginn gilt: lieber zu großzügig und zu weit als zu klein und zu eng. Eine gute und wichtige Vorstellung ist, dass jede Bewegung immer über die Körpergrenzen, in alle Richtungen, über die Fingerspitzen, über die Arme, über die Beine *hinausgeht.*

Wenn Sie sich zu bewegen beginnen, antwortet jeder Teil Ihres Körpers, Ihres gesamten Seins auf harmonische Weise. »Sie sind als Ganzes« ist gerade im Tai Chi eines der wichtigsten Prinzipien. Tai Chi kann man nur beginnen, indem man dies beherzigt. Bewegen Sie sich immer als Ganzes, und tun Sie es einfach, ohne erst einmal viel darüber nachzudenken. Um wieder Way Sun Liao zu zitieren:

> »In der Tai Chi-Praxis sollte sich der gesamte Körper zu einer geschlossenen Einheit koordinieren. Sobald du dich zu bewegen beginnst, sollte sich der ganze Körper bewegen und nicht bloß die Hand, das Bein, der Ellbogen usw. Als Anfänger solltest du diesen Grundsatz in jedem Augenblick beachten. Das sich bewegende Universum übt seinen Einfluss auf koordinierte Weise aus. Wenn sich zum Beispiel die Erde dreht, dann bewegt sich der ganze Planet. Stell dir vor, was passieren würde, wenn sich die Erde nur teilweise drehte, während der Rest des Planeten unveränderlich starr bliebe. Dann geriete das auf Gleichgewicht und Harmonie beruhende System aus den Fugen, und im ganzen Universum träten drastische Veränderungen auf.«

Anregungen für die Praxis
Halten Sie immer wieder einmal inne, wenn Sie üben, und führen Sie nachfolgende schwungvolle Übungen aus:

- ***Für die Arme***

Bewegen Sie Ihre Arme schwungvoll in alle Richtungen, entspannen Sie dabei Ihre Gelenke. Stellen Sie sich vor, dass jede Bewegung über die Fingerspitzen hinausgeht. Dehnen Sie sich dabei auch gedanklich über Ihre Körpergrenzen in den Raum hinaus aus.

- ***Für die Beine***

Verlagern Sie Ihr Gewicht auf ein Bein und stehen Sie sicher und beweglich auf diesem Standbein. Schwingen Sie nun das andere Bein in Schulterbreite einige Male vor und zurück. Setzten Sie dann bei der Bewegung nach vorne in Schrittlänge ihre Ferse, beim Zurückschwingen den Ballen zuerst auf, um dann die Füße gut abzurollen. Lassen Sie sich jeweils in einen Schritt nach vorne *schwingen*, ziehen Sie den Fuß wieder zurück, um in einen Schritt nach hinten *rollen* zu können. Führen Sie diese schwungvollen Schrittbewegungen ganz absichtlich sehr weit, sehr frei, sehr fließend aus. Versuchen Sie sich dabei vorzustellen, dass die Bewegung über die Zehenspitzen und über die Fußsohlen hinausgeht. Fühlen Sie Ihre Sohlen und Zehen und lassen Sie die Bewegung immer fließender werden. Wechseln Sie die Beine mehrmals ab und schütteln Sie sich dazwischen immer wieder aus.

Erinnern Sei sich bei Ihrer Übungspraxis daran, dass jede Bewegung immer über Ihre unmittelbare Körpergrenze hinausgehen sollte.

Jede Bewegung zu ihrer Zeit

Jede Bewegung verläuft bis zu ihrem Ende, führt schließlich über die Körpergrenzen hinaus und *verabschiedet* sich. Erst dann entsteht aus diesem *Beenden* eine neue Bewegung, eine neue Richtung, ein neuer Verlauf. So fühlt sich jede Bewegung wie ein Atemzug an: Erst wenn Sie ganz aus- oder eingeatmet haben, kann ein nächster, ein neuer Atemzug entstehen. Was hier fast selbstverständlich klingt, ist in der Praxis gar nicht so einfach. Ich hebe meinen Arm, bewege meinen Fuß, mache einen Schritt vor oder zurück, wende mich nach links oder rechts. Jede Bewegung enthält die nächste Bewegungssequenz schon in sich. Achten Sie beim Üben von Anfang an darauf, die Bewegungen bis zum Ende auszuführen.

Anregungen für die Praxis

- ***Bis zum Ende***

Wählen Sie aus den obigen Übungen ein einfaches Basiselement (z. B. Seewellen oder Qi wecken) und nehmen Sie in das Üben die Vorstellung mit, dass Arme und Beine gut verbunden sind, sich von selber koordinieren und jede Bewegung über Ihre Körpergrenzen hinausfließt bis zu ihrem Ende. Erst wenn eine Bewegung zu ihrem Ende gekommen ist, kann eine neue Bewegung *entstehen.* Achten Sie dabei auf eine *wache* Körperstruktur. Die Qualität Ihrer Bewegung sollte immer frei, weit, leicht und entspannt sein, aber nicht schlaff. Denken Sie immer daran: Gefühl bis in die Fingerspitzen, bis in die kleinste Zelle.

Senken Sie Ihren Arm, bis die Bewegung *fertig* ist, richten Sie Ihren ganzen Körper auf, bis er damit *fertig* ist, setzen Sie Ihre Fußsohle auf, bis das Aufsetzen *fertig* ist. Dies sind ganz einfache Gedanken, die aber unglaublich erholsam und entspannend wirken können.

Aufrichtung und Verwurzelung

Im Tai Chi und Qi Gong geht man davon aus, dass eine dynamisch-bewegliche energetische »Achse« den Scheitelpunkt (Baihui) und den Bereich des Damms (Huyin) verbindet. Dieses »Pendel« hält uns in jeder Bewegung aufrecht und verbindet uns überdies (über Baihui und Huyin hinaus) mit *oben* und *unten*. Die innere Achse bzw. das innere Pendel, also die Verbindung zwischen Baihui, Zentrum und Huyin, gibt Stabilität und Sicherheit, sie vermittelt das Prinzip der Schwerkraft und der Aufrichtung. In der Bewegungskunst des Tai Chi spricht man folgerichtig nicht von einem Heben und Senken des Körpers, sondern von einem Steigen und Sinken dieses Pendels. Bei jeder Bewegungsverlagerung spricht man entsprechend von einer Bewegung dieses Pendels.

Ein paar typische Vorstellungen dazu:

- Huyin verbindet sich mit dem Erdmittelpunkt, auch die Beine wurzeln im Boden.
- Baihui verbindet sich mit oben, mit dem Himmel, wie ein goldener Faden, der sanft nach oben zieht.
- Das Pendel zieht nach oben, das Zentrum steigt, der ganze Körper richtet sich auf.
- Das Pendel zieht nach unten, das Zentrum sinkt, der ganze Körper ist über die Füße im Boden verwurzelt.
- Das Pendel schwingt nach vorne, nach hinten und seitwärts, der Körper folgt, und das Gewicht verlagert sich sanft dabei.

Anregungen für die Praxis

- ***Dynamisches Pendel***

Stehen Sie in der Grundstellung und stellen Sie sich vor, dass sich ein dynamisches Pendel durch Ihre Mittelachse zieht. Huyin dehnt sich nach unten aus, auch die Beine »wachsen« (wurzeln) in den Boden. Baihui dehnt sich nach oben aus, als ob Sie an einem feinen Faden sanft nach oben gezogen würden. Lassen Sie Ihren Atem fließen und bleiben Sie für eine Weile bei dieser Vorstellung.

- ***Drehende Achse***

Stehen Sie in der Grundstellung und drehen Sie Ihr Zentrum abwechselnd zu den Seiten. Stellen Sie sich dabei vor, Ihre innere Achse dreht sich bei jeder Bewegung, und Ihr Körper geht in der Drehung dieser Achse einfach mit. Heben und senken Sie dabei Ihren Körper vom Zentrum aus leicht und stellen Sie sich vor, dieses innere Pendeln führt Ihre Bewegung. Lassen Sie Ihre Arme vom Zentrum aus in alle Richtungen mitschwingen. Wechseln Sie diese Übung ab mit Pausen, in denen Sie sich durchbewegen, schütteln, loslassen und entspannen.

Qi-Gefühl üben

Ziel aller hier beschriebenen Übungen ist es, den Fluss des Qi zu stärken, Qi zu vermehren und aufzubauen. Qi ist Natur, ist Teil der Natur. Obwohl mit dem alltäglichen sinnlichen Wahrnehmungsvermögen weder sichtbar noch fühlbar, fließt es auf klar definierten Bahnen, den Meridianen, und sammelt sich in bestimmten sensiblen Bereichen und Zentren. Kommt es zu Stockung und Stauung, spricht man von Blockierung, »Verknotung« oder eingezwängtem oder krankhaft verdichtetem Qi.

Da dieses feinstoffliche Qi ein völlig natürlicher und selbstverständlicher Teil unseres Mensch-Seins ist, ist es auch möglich, auf völlig natürliche Weise damit zu *sein*, das heißt, vermehrt Fähigkeiten zu erlangen, mit diesem Qi, dieser inneren Ebene zu arbeiten. Um dem Bewusstsein nach und nach das Gewahrwerden dieses Qi Flusses *beizubringen*, gibt es in der alten chinesischen Übungstradition zahlreiche Fühl-, Spür- und Vorstellungsmeditationen, die in Bewegung, in Ruhe, im Sitzen, Liegen oder auch im Stehen ausgeführt werden können. Zunächst einmal geht es darum, *Ye* (Vorstellungskraft) einzusetzen und ohne große Erwartung ruhige, immerwährende Aufmerksamkeit auf diesen Qi- Fluss zu lenken.

Qi ist Teil unseres Natur-Seins, das heißt, Qi fließt in allem, was Natur ist, und somit auch in unserer Umwelt, in der uns umgebenden Natur. Unsere Meridiane und Energiezentren verbinden uns in jedem Augenblick mit diesem äußeren Qi. Durch die Atmung, durch Ernährung, durch jeden Meridian, durch jeden energetischen Bereich nehmen wir Qi auf und geben Qi wieder ab. Ein guter Teil jeder östlich-energetischen Praxis zielt daher darauf ab, diese Verbindung zu intensivieren und zu verbessern. So wie wir Qi in unserem Inneren erspüren können, können wir auch dieses äußere Qi in unser Wahrnehmungsvermögen mit einbeziehen.

Die Dinge »erfassen«

Viktoria hat in diesem Zusammenhang Folgendes für sich herausgefunden: »Was mich während meiner Übungspraxis beschäftigte, war, dass sich ganz spezifische Erfahrungen und Übungen ganz von selbst in meinen Tagesablauf einschlichen. Ich versuchte, »Qi zu wecken«, wenn ich z. B. unter der Dusche stand, indem ich mir das Wasser als Qi vorstellte. Dieses Bewusstwerden des Körperkontakts mit der Außenwelt war eine sehr wichtige Erfahrung für mich. Und ich kann sie ständig nachvollziehen, durch die Füße beim Barfußgehen über eine Wiese und über Steine oder auch mit dem ganzen Körper beim Schwimmen. Mit den Händen kann ich den Qi-Kontakt am besten fühlen, die Dinge am leichtesten »erfassen«.

Um die Aufnahme von »frischem« äußerem Qi zu verstärken, ein Gefühl für das einen umgebende Qi zu erlangen und das Spüren des Außenraums zu verfeinern, werden gerne Naturmetaphern herangezogen, wie Wind, Wasser, Tau, Gras. Es wird vorgeschlagen, sich vorzustellen, dass die Hände in Honig tauchen, die Arme sich durch Wind und Wasser bewegen, die Füße über taufrisches Gras gleiten usw. Aber es werden auch Dinge aus dem Alltag, wie Seidenfäden, Kugeln und Bälle, verwendet. Unserem Bewusstsein fällt es leichter, sich über bereits im Gedächtnis gespeicherte Empfindungen – also sinnlich Bekanntes – der noch unvertrauten und abstrakten Vorstellung von Qi zu nähern. Die Arbeit mit Metaphern erinnert jedes Mal wieder an die alte Naturphilosophie der Daoisten. Die alte Übungsmethode will uns zu verstehen geben, dass sich Qi anfühlt wie Tau, Regen, weiches Gras etc. Vorstellungen sind immer Hilfsmittel, sinnliche und gedankliche Brücken, um es dem Bewusstsein zu erleichtern, Qi zu erspüren.

Zu Tai Chi- und Qi Gong-Bewegungen gehört immer, dass sich äußere Bewegung und *innerer* Qi-Fluss verbinden. »Qi führt, Bewegung folgt« ist eines der Prinzipien, das sich auch jeder Anfänger schon zu Herzen nehmen kann, auch wenn zu Beginn völlig unklar bleibt, wie das denn vor sich gehen soll. Konsequentes Üben, Beharrlichkeit und Ausdauer, Vorbehaltlosigkeit und wertschätzende, liebevolle Zuwendung zu sich selbst sind Notwendigkeiten auf dem Weg zu kleinen Anfangserfolgen. »Kommt Ye – kommt Qi – kommt Shen« ist eine weitere Grundregel dieser alten Übungsprogramme. Benutzen Sie Ye, Ihre Vorstellungskraft, und nach einiger Zeit wird sich Ihre Wahrnehmungsfähigkeit erweitern, Qi wird fühlbar, und schließlich stellt sich Shen, Bewusstheit, ein.

Stell Dir vor …

Viktoria beschäftigte sich bei ihrem Üben recht intensiv mit dem Thema Vorstellung. Ihre Beschreibung ist ein schönes Beispiel erlebter Erfahrung: » Stell Dir vor … Dieser Satz vor einer Information will sagen: Öffne dich der Information, sei neugierig auf das, was jetzt kommt. So kann man es sich auch mit Qi vorstellen. Durch die Vorstellung öffnet man den Weg, den das Qi nehmen wird. Wie ein Flussbett, dem das Wasser folgt. Irgendwann geht eines in das andere über: Der Fluss gräbt sich sein Bett in die Erde, nimmt eine Richtung, später folgt das Wasser dem Flussbett. Wenn es sich zum Kreislauf schließt, kann man nicht mehr wirklich unterscheiden, was es ist, das dem anderen folgt. Es scheint beides gleichzeitig zu geschehen. Eines bedingt das andere.«

Eine kleine Allegorie

Viktoria verwendet folgende kleine Allegorie: »Die Mutter ist die Vorstellung (Ye), das Kind ist das Qi. Die Mutter nimmt das Kind an die Hand und zeigt ihm die Welt, die Schönheiten, die Gefahren. Die Mutter darf nur so rasch gehen, wie das Kind auch mitkommt. Erst wenn das Kind schnell genug folgen kann, darf sie die Hand loslassen, sonst bleibt das Kind allein zurück und verliert den Kontakt zur Mutter. Die muss den Weg zurückgehen und das Kind wieder an die Hand nehmen. Dieser Vergleich drückt für mich auch gut aus, dass die richtige Balance notwendig ist, damit inneres Üben gelingen kann! Man muss es sich erst einmal vorstellen können, aber dann muss es geübt werden.«

Anregungen für die Praxis

- ***Qi führt – Bewegung folgt***

Wählen Sie wieder aus den obigen Übungen ein einfaches Basiselement, stellen Sie sich dabei den Qi-Fluss in Ihrem Körper vor und beginnen Sie erst dann, sich zu bewegen. Versuchen Sie dies z. B. mit der Übung »Qi wecken«: Stellen Sie sich ganz ruhig hin und stellen Sie sich, bevor Sie beginnen, sich zu bewegen, das Steigen und Sinken des Qi-Flusses vor. Verbinden Sie erst dann Ihre Vorstellung mit Bewegung, sodass die Vorstellung »Qi führt – Bewegung folgt« entsteht. Qi *trägt* Ihre Bewegung und macht sie leicht, kraftvoll und weit. Versuchen Sie, sich in diese Vorstellung *hinein zu entspannen.* Versuchen Sie, bei allen Elementen mit diesem Prinzip zu *spielen.* Bleiben Sie erst bei der Vorstellung des Qi-Flusses, solange Sie können, und lassen Sie erst dann die *sichtbare* Bewegung folgen.

- ***Armkreise (Qi-Fluss in den Armen)***

Lassen Sie Ihre Arme vor dem Körper kreisen, egal, in welche Richtung. Verbinden Sie jede Bewegung der Arme, die vom Körper wegführt, mit dem Ausatmen, jede Bewegung, die zum Körper hinführt, mit dem Einatmen. Versuchen Sie, dabei in einen ganz einfachen, leichten und angenehmen Atemrhythmus zu gleiten. Verbinden Sie dann Atmung und Vorstellung. Stellen Sie sich bei jeder Bewegung, die vom Körper wegführt, vor, Qi fließt hinaus – von Ihren Schultern, durch die Arme und über die Fingerspitzen. Und stellen Sie sich bei jeder Bewegung, die zum Körper hinführt, vor, Qi fließt wieder von den Fingerspitzen über die Arme zu den Schultern zurück. Wählen Sie dafür Ihre angenehmste Vorstellung.

- ***Flügelatmung (Qi-Fluss in den Armen und im Brustkorb)***

Versuchen Sie ganz in Ruhe, im Sitzen oder auch im Liegen, sich vorzustellen, dass Sie über Ihre Fingerspitzen bis zum Brustkorb einatmen. Beim Ausatmen fließt der Atem wieder vom Brustkorb über die Fingerspitzen hinaus. Entspannen Sie sich bei der Vorstellung angenehmen Fließens in den Armen und im Brustkorb. Verbinden Sie dann Atmung und Vorstellung. Stellen Sie sich vor, Qi fließt beim Einatmen über die Fingerspitzen in Ihren Brustkorb und beim Ausatmen vom Brustkorb hinaus über die Fingerspitzen. Versuchen Sie, in einen entspannenden Atem- und Vorstellungsrhythmus zu gleiten. Die Bewegung *geschieht* nur in Ihrer Vorstellung, die sich mit einem angenehmen Atemrhythmus verbunden hat.

- ***Körperbogen (Qi-Fluss durch den ganzen Körper, von den Sohlen zu den Fingerspitzen)***

Stehen Sie in Schrittstellung und verlagern Sie Ihr Zentrum vor und zurück. Ist Ihr Zentrum hinten, so ist Ihr Gewicht mehr am hinteren Bein (zu ca. 90 %), ist Ihr Zentrum vorn, so ist Ihr Gewicht mehr nach vorn verlagert (zu ca. 70 %). Steht Ihr linkes Bein hinten, bewegen Sie sich von links hinten nach rechts vorn und nehmen Ihren rechten Arm in einer kreisförmigen Bewegung mit nach vorn und in einer fließenden Bewegung wieder mit nach hinten. Verbinden Sie dann die Bewegung mit der Vorstellung, Qi fließt von der hinteren Sohle durch den ganzen Körper und über die Fingerspitzen nach vorn, während Sie einatmen. Beim Zurückverlagern atmen Sie aus und stellen sich vor, Qi fließt von den Fingerspitzen durch den ganzen Körper wieder zurück über die Fußsohle zur Erde. Wechseln Sie die Seiten nach Belieben. Variieren Sie bei den Armbewegungen mit Heben, Kreisen, Senken usw. Achten Sie darauf, dass Sie mit jeder Bewegung die Vorstellung mitnehmen. Dann fließt Qi mit Ihrer Bewegung mit.

- ***Quelle (Qi- Fluss von den Yongquang über Baihui und zurück)***

Stellen Sie sich entspannt, aber aufrecht in eine schulterbreite Grundstellung, die Arme hängen seitlich locker neben dem Körper. Atmen Sie ein und heben Sie die Arme in einer großzügigen, offenen Bewegung, bis Ihre Fingerspitzen nach oben zeigen. Die Schultern bleiben dabei entspannt. Stellen Sie sich dabei vor, Qi steigt über die Fußsohlen, besonders über Yongquang (energetischer Bereich in der unteren Mitte der Fußballen), über die Beine und durch den Körper weiter zum Brustkorb, über Ihr Baihui und bis über die Fingerspitzen hinaus. Atmen Sie aus und lassen Sie Ihre Arme wieder sinken. Stellen Sie sich dabei vor, Qi fließt nun über die Fingerspitzen, über Baihui, durch den ganzen Körper, durch *alles, was Sie sind,* über die Sohlen wieder hinunter und darüber (darunter) hinaus.

- ***Körpersäule (Qi-Fluss von Yongquang bis Baihui und Laogong)***

Stellen Sie sich entspannt, aber aufrecht in eine schulterbreite Grundstellung, die Arme hängen seitlich locker neben dem Körper. Atmen Sie ein und stellen Sie sich dabei vor, Qi steigt über Ihre Fußsohlen, besonders über Yongquang (die sprudelnden Quellen) in den Fußballen, über Ihre Beine durch den Körper zum Brustkorb und über Baihui hinaus. Nehmen Sie dabei Ihre Arme in einer hebenden Bewegung großzügig seitlich am Körper mit. Atmen Sie aus und führen Sie Ihre Arme nach vorn. Stellen Sie sich dabei vor, Qi fließt nun über die Laogong in den Handflächen hinaus. Dann kehren Sie die Bewegung um und stellen sich vor, Sie atmen über die Laogong ein. Ziehen Sie dabei die Hände wieder zu Ihrem Körper zurück. Beim Ausatmen stellen Sie sich vor, Qi fließt vom Baihui durch den ganzen Körper wieder hinunter bis zu den Fußsohlen und darüber hinaus. Lassen Sie dabei Ihre Arme seitlich am Körper wieder sinken.

- ***Von den Quellen ins Dantian (Qi-Fluss in Beinen und Becken)***

Begeben Sie sich im Sitzen oder auch im Liegen in eine bequeme Position und stellen Sie sich vor, Sie atmen über Ihre

Fußsohlen, besonders über Yongquang in den Fußballen, in Ihr Dantian ein. Beim Ausatmen fließt das Qi wieder vom Dantian zu den Sohlen zurück und darüber hinaus.

- ***Qi-Fluss in Armen und Brustkorb***

Begeben Sie sich im Sitzen oder auch im Liegen in eine bequeme Position und stellen Sie sich vor, Sie atmen über Laogong in den Handflächen ins Dantian ein. Beim Ausatmen fließt das Qi wieder vom Dantian über die Arme bis zu Laogong zurück und darüber hinaus.

- ***In einem Bach liegen (Qi-Fluss durch den ganzen Körper)***

Begeben Sie sich im Sitzen oder auch im Liegen in eine bequeme Position und stellen Sie sich vor, Sie atmen über die Fußsohlen und die Rückseite des Körpers bis zum Baihui ein und über die Vorderseite des Körpers bis zu den Yongquang in den Fußballen wieder aus. Verbinden Sie Ihren Atemrhythmus mit der Vorstellung des fließenden Qis, das strömt wie ein Bach oder ein Fluss. Entspannen Sie sich bei dieser Vorstellung und versuchen Sie, *dabei zu bleiben*, auch wenn Sie schläfrig werden oder ablenkende Gedanken kommen.

- ***Wie ein großer Schwamm***

– Atmen Sie ein mit der Vorstellung, Sie dehnen sich über Ihre Körpergrenzen hinaus aus. Atmen Sie aus und stellen Sie sich vor, Sie ziehen Qi nach innen, in Ihr Inneres. Sie nehmen also Qi auf, sammeln und speichern es. Eine Hilfestellung kann es dabei sein, sich vorzustellen, Sie seien wie ein Schwamm, der sich ausdehnt und ganz viel Wasser aufnehmen kann. Beim Ausatmen kehren Sie wieder ins Zentrum zurück. Suchen Sie auch Ihre eigene passende Vorstellung für sich.

- Variante: Verbinden Sie nun dieses Ausdehnen und Sammeln mit einer bestimmten Qualität, wie Kreativität, Ruhe, Lebendigkeit, oder einer anderen Stimmung oder Qualität, die gerade in diesem Augenblick zu Ihrer Befindlichkeit passt. Atmen Sie in Ihrer Vorstellung diese Qualität ein und sammeln Sie sie beim Ausatmen in Ihrem Inneren. Experimentieren Sie mit verschiedenen Vorstellungen.

- ***Gehen wie auf weichem Gras***

Gehen Sie mit langsamen, aufmerksamen Schritten über den Boden. Ziehen Sie dabei die Fußsohlen knapp über den Boden, experimentieren Sie auch mit bogenförmigen, weiten Schritten und stellen Sie sich dabei vor, Ihre Sohlen fühlen weiches Gras, feine Wolle, warmen Stein etc.

- ***Schlammschritte***

Stellen Sie sich entspannt und aufrecht in eine schulterbreite Grundstellung. Ihre Beine stehen sicher und stabil (als Basis), aber auch beweglich und durchlässig. Stellen Sie sich vor, Ihre Füße stehen bis zu den Knöcheln in feinem Schlamm oder warmem Sand und werden davon sicher und gut gehalten. Heben Sie nun einen Fuß und lassen Sie ihn nach vorne und hinten schwingen mit dem Gefühl, als ob Sie sich gegen einen leichten Widerstand bewegten, als ob Sie Ihren Fuß durch Wasser, feinen Schlamm oder durch Sand bewegten. Üben Sie in dieser Weise, lassen Sie nun aber Ihren Fuß vorn und hinten in Schrittabstand aufsetzen. Fühlen Sie dabei auch Ihre Fußsohlen, sicher und fest auf dem Boden. Wiederholen Sie die Übung mehrmals, auch mit dem anderen Bein.

- ***Bälle schieben***

– Stellen Sie sich entspannt und aufrecht in eine schulterbreite Grundstellung und bewegen Sie Ihre Arme in alle Richtungen. Stellen Sie sich dabei vor, dass Sie Bälle heben, sanft und ohne Kraftaufwand, aber dennoch so, als ob Sie etwas in den Händen hielten.

– Variante: Heben und senken Sie Ihre Arme. Stellen Sie sich beim Heben vor, Sie ziehen Ihren Arm durch Wasser oder kräftigen Wind, sodass der Arm fast von selbst gehoben wird. Beim Senken stellen sie sich vor, Sie drücken das Wasser oder die aufsteigende Luft ganz sanft, aber bestimmt wieder nach unten.

- ***Honig ziehen***

Bewegen Sie Ihre Arme und Hände nach vorn und zurück. Stellen Sie sich dabei vor, Ihre Finger tauchen in Honig oder in feinen Schlamm. Versuchen Sie, dieses Gefühl überall an den Händen wahrzunehmen.

- ***Fingerkugeln***

Entspannen Sie Ihre Hände. Stellen Sie sich vor, zwischen Ihren Fingern sind ganz kleine Bälle oder Kugeln, die sich abwechselnd etwas ausdehnen und wieder zusammenziehen. Bewegen Sie die Finger dabei sachte ein wenig auseinander und wieder zusammen. Verbinden Sie jedes Einatmen mit der Vorstellung des Ausdehnens und jedes Ausatmen mit der Vorstellung des Zusammenziehens der Kugeln oder Bälle zwischen Ihren Fingern.

Wie im Wasser

Inge beschreibt ihre Erfahrung mit dem veränderten Bewegungserleben so: »Auch in meiner Freizeit beim Baden in meinem Schwimmbecken war Qi Gong ein Thema. Als ich so in meinem Becken dahinplanschte, kam mir die Idee, dass man Menschen, die noch nie etwas oder wenig über Qi Gong gehört haben, das mit der Energie sehr anschaulich erklären kann. Für mich ist es der zu spürende Widerstand, der bei den Qi Gong-Bewegungen durch die Energie entsteht, vergleichbar mit dem Widerstand, den ich im Wasser spüre. Ab diesem Zeitpunkt merkte ich, dass meine Qi Gong-Bewegungen auch außerhalb des Wassers mit Widerstand verbunden waren und ich sehr wohl fähig war und bin, beim Qi Gong Energie wahrzunehmen. Durch meine Erfahrung im Wasser fand ich für mich eine sehr gute Form, Menschen den Widerstand, der durch die Energiearbeit entsteht, anschaulich zu erklären. Ab diesem Zeitpunkt bemerkte ich, dass ebenso bei Bewegungen wie Schieben oder Heben und Senken immer Energie im Spiel ist.«

Meditation und Kontemplation

»Lenken Sie Ihre Aufmerksamkeit auf die Handflächen, stellen Sie sich dabei vor, Qi kreist in Ihren Laogong.«

»Sammeln Sie Ihre Aufmerksamkeit, üben Sie immer und immer wieder. Experimentieren Sie dabei und tun Sie es einfach immer und immer wieder, bleiben Sie dabei ...«

Damit Veränderung im Meditationsprozess geschehen kann, bedarf es eines *Dabei-Bleibens, Mit-Seins,* eines *Einlasssens* auf eine recht unspektakuläre Übungspraxis. Die Tatsache, dass einfache Übung zielführender ist als komplizierte Praxis, scheint zwar schon jedem Anfänger plausibel, diese Übung erweist sich in Alltag aber oft als schwer durchhaltbar. Einfachheit, Ausdauer und Wiederholung gelten als die drei essentiellen Prinzipien jeder Meditationsübung, wobei Einfachheit nicht bedeutet, dass etwas wirklich ganz so einfach *ist,* und Ausdauer und Wiederholung nicht sture Disziplin, sondern sanftes, aber entschlossenes Wollen und ein kreatives Einlassen auf tiefe, grundlegende Vermögen des Bewusstseins bedeuten.

In alten daoistischen Übungsbeschreibungen ist keine Rede von aufwendigen Übungsabfolgen. Es gilt nicht, das Merkvermögen unseres Geistes durch Kompliziertheit zu testen, sondern ihn für erfrischende und bereichernde neue Erfahrung offenzuhalten. Kritisch-rationale Verstandesanteile werden durch aufwendige Übungsanleitung zwar beschäftigt, von tieferem Erleben jedoch ferngehalten. Erst wenn unser Erkenntnisvermögen lernt, langsam mit der Vorstellung, mit der Atmung und mit der immerwährenden Wahrnehmung zu schwingen, Geduld zu haben und dabei zu bleiben, erst dann wird ein Funke an meditativer Erfahrung und Veränderung durchbrechen können. Einfachheit und Wiederholung, diese beiden schlichten Begriffe, bergen eine Menge an wichtiger Übungsbedingung und Information.

- »Atmen Sie in Ihr Dantian, stellen Sie sich den Weg des Atems immer und immer wieder vor.«
- »Üben Sie sich in ruhiger und achtsamer Bewegung, bleiben Sie dabei, immer und immer wieder.«

In jeder meditativen Praxis bin ich völlig auf mich gestellt, auf meine Gedanken, auf meine inneren Kommentare – »Komm schon, fertig, Übung ausgeführt und abgehakt« –, auf mein hin- und herspringendes, fragendes Bewusstsein »He, du, was machen wir denn da?« Gute Frage. Wir versuchen, die noch ungenutzten Fähigkeiten eben dieses Bewusstsein zu fördern, um in tiefere Schichten zu gelangen, *damit zu sein.*

»Ja, und warum tut sich dann nicht mehr?« Vielleicht weil es nicht um fundamentale Erkenntnis geht, die blitzartig *einschlägt,* sondern um Veränderung, um Ausbildung bewusstseinsimmanenter Fähigkeiten, basierend auf vielen langen östlichen und auch westlichen Studien. Gedankliche Aufmerksamkeit muss im Alltag Unglaubliches leisten, um flexibel jeder Situation gerecht zu werden. Jedoch wäre das intellektuell-rationale Vermögen ohne ein stets präsentes, sich im Hintergrund verbergendes *Wissen* völlig hilflos. Diese Bewusstseinsdimension enthält jegliche Selbsterfahrung und -erinnerung, speichert unseren ständig wirkenden Bauplan und hilft in jeder Sekunde der *Lebens-Verarbeitung.* In unserem Tai Chi- und Qi Gong-Kontext ist die Ebene des feinstofflichen Qi die Basis jeglichen Erkenntnisvermögens. Fließendes, kreisendes, bewegtes Qi versorgt jede Zelle mit einer Art Grundlebensinformation. Dieses Fließen ist sozusagen der feinste Teil unseres Natur-Seins und birgt damit vielfältig gespeichertes Wissen über uns selbst als Naturwesen. Ein wenig philosophisch pointiert könnte man diese Ebene als Grundbedingung unseres Natur-Seins bezeichnen. Jede Erfahrung, jedes Erleben hat hier seine eigene Präsenz, seine eigene Anwesenheit.

Meditative Schulung – und das wissen beinahe alle Kulturen auf ihre eigene immanente Weise – öffnet den Weg zu diesem im Hintergrund schlummernden Erkenntniswissen. Durch innere Übung tritt rationales Vermögen *einen Schritt zurück.* Verborgenes meditatives, eher intuitives oder kontemplatives Erkenntnispotenzial bekommt somit seine Chance, präsent zu werden, sich kundzutun. Das Erstaunliche oder auch Wunderbare ist, dass diese verborgenen Erkenntnisanteile nicht nur passive Wissensspeicher sind, sondern auch brachliegendes Fähigkeitspotential beinhalten, das uns sehr wohl bis zu einem gewissen Teil zugänglich ist bzw. durch Übung zugänglich wird. Dieser Prozess muss, um Kontinuität wahren zu können, langsam vor sich gehen. Erste überraschende Wahrnehmungen und Erlebnisse stellen sich oft schnell ein. Sicherheit im Umgang mit diesen Methoden ergibt sich jedoch erst, wenn Erfahrungen sich wiederholt zeigen und wenn das Bewusstsein langsam lernt, in verschiedenen Kontexten anwesend zu bleiben.

- »Stellen Sie sich vor, Qi in Ihrem Dantian zu sammeln.«
- »Stellen Sie sich vor, Qi fließt von Ihren Fußsohlen über die Beine zum Dantian und wieder hinab.«

Wir versuchen, Fähigkeiten des Fühlens, des Gewahrwerdens und Erspürens von Qi in uns und unserer Umwelt langsam *herein*zulassen. Es handelt sich dabei nicht nur um ein gutes Gefühl, sondern auch um eine konstante Wahrnehmungsveränderung. Nach und nach wird Bewegung *fließender, tragender,* Leichtigkeit stellt sich ein. Fließende Empfindungen im

Körper werden erfühlt und nachhaltig bemerkt. Bei Atemmeditationen überrascht vielleicht ein spontanes »Es atmet«. Durch das An- und Berühren dieser Ebene wird vielfältige Information zutage gefördert. Individuelles Qi wird gestärkt, sucht sich Wege durch oft vielleicht schon etwas verengte Bahnen, klopft an Blockierungen und nimmt gestaute, alte Energie mit in vermehrtes Strömen. Altes, verdrängtes Gefühlserleben kommt an die Oberfläche, um verarbeitet zu werden. Neue, erfrischende Erfahrung belebt emotionale Empfindungshorizonte. Erst wenn sich dieses Fühlen-Können einstellt, wird Bewegung nach und nach zu Qi Gong bzw. Tai Chi. Dass sich inneres Üben und meditatives Lernen auf Bewegung und Bewegungsqualität auswirkt, ist unserer Kultur sehr fremd, aber genau das ist – auf eine ganz erstaunliche Weise – der Fall. Spätestens dann wird klar, dass es nicht um ein Beherrschen bestimmter Übungsabfolgen, nicht um ein bloßes Ausführen vorgefertigter Meditationsanleitungen geht. Es bedeutet vielmehr, fähig zu werden, gedankliche Kräfte bzw. das Vorstellungsvermögen zu bündeln und damit zu verweilen, um tiefere Schichten des *Ich-bin* anzusprechen. Es verhilft uns zu einem Zugang zu unseren noch eher brachliegenden Fähigkeiten des Bewusstseins und des Fühlens.

Irgendwo in unserem Bewusstsein vollzieht sich jener subtile Wechsel in ein völlig anderes oder neues Fühlen-Können unserer selbst und unserer Umwelt. Tiefere Schichten übernehmen ein *Tun*, welches sich vorerst dem direkten Zugriff entzieht. Unser Wahrnehmungsvermögen lässt uns Qi als Naturphänomen erspüren und öffnet uns ansatzweise das Tor zu vorerst einmal verwirrendem Erleben. Vorstellung wird nach und nach zur *De-facto*-Erfahrung. Da wir kein Selbstverständnis von dieser Fähigkeit haben, wird das Gewahren dieser Ebene, die Bewusstseinserfahrungen der Entgrenzung, spontane Verselbständigung innerer energetischer Bewegung, plötzliche intuitive Erkenntnisse, das Sehen innerer Bilder usw., oft als über-bewusst, über-natürlich oder mystisch gedeutet. Oft ist diese Fähigkeit durch komplexen religiösen Überbau oder durch komplizierte Übungsanleitungen verstellt. All dies, wofür (noch) empirisch nachzuweisende Forschung als Selbstverständnis fehlt, wird gerne als außergewöhnliches Erleben interpretiert. Sicher, es ist verlockend, sich bei der Beschreibung meditativer Übungen in vergeistigten Ausführungen über »Höheres Bewusstsein« zu profilieren. Aber zum einen ist das inzwischen schon ein bisschen langweilig, und zum anderen wird meditative Bewusstseinserfahrung dabei gerne als etwas Außergewöhnliches, Höheres, Besonderes, von »gewöhnlicher« Alltagserfahrung Abgegrenztes behandelt. Dies hieße jedoch im Umkehrschluss, sinnlich-alltägliche Erfahrung wäre banal, meditative Übung dagegen von Haus aus schon spirituell, geistig usw. Bleibt man aber bei der These, dass es sich bei innerer Übung um eine Art Ausbildung natürlicher, dem Bewusstsein immanenter Fähigkeiten handelt, wird die Untersuchung dessen, was genau abläuft, nüchterner und fast schon ein bisschen »gewöhnlich«. Aber es lohnt sich, dieses meditative Lernen auf ganz natürlichem oder auch ernüchterndem Boden zu betrachten. Es ist an der Zeit, das Erlernen kontemplativer Fähigkeiten aus einer «bodenständigen Perspektive« zu beschreiben, abseits jeglicher Esoterik, abseits jeder guruhaften Verstrickung und abseits intellektueller oder romantischer Idealisierung.

In der daoistischen Naturphilosophie und Übungspraxis weiß man um derartige Fähigkeiten des Bewusstseins seit unendlich langer Zeit. Es gibt nichts, was hier außergewöhnlich ist, nichts, was so besonders wäre, es gibt nur Erfahrungswissen, und das ist genug. Zu lernen, sich seines Inneren gewahr zu werden, seine Persönlichkeit um dieses innere Wissen über sich selbst zu bereichern, ist Selbstverständnis und Hauptbestandteil dieser alten Ausbildungen. Da sich östliche Kulturen so lange und so beharrlich diesen Bewusstseinsmöglichkeiten gewidmet haben, gibt es natürlich auch vielfältige, empirisch fundierte Prozesserfahrung. Man weiß, wie schwierig es für einen Anfänger ist, die Subtilität, aber auch die Einfachheit dieser Möglichkeiten zu begreifen. Es gibt gesicherte Erfahrungswerte darüber, was wahrhaftige, bekannte und notwendige Prozessphänomene sind. Dies zu wissen ist wichtig, um Meditationserleben und die damit einhergehenden Veränderungen von bloßer Einbildung, von Projektion oder von neurotisch gefärbten Erfahrungen abgrenzen zu können.

Man muss also keine besonderen Talente mitbringen, keine besonderen meditativen Veranlagungen haben – ich bezweifle sogar, ob es so etwas überhaupt gibt –, sondern einfach nur Ausdauer, Beharrlichkeit und den Willen zu unspektakulär-alltäglicher Übung mitbringen. Sicher, es gehört einiges an Beharrungsvermögen und kritisch reflektierender Auseinandersetzung dazu, sich diesen Erfahrungen zu stellen. Man muss sich diesem Üben aussetzen, und das ist schwer genug, da dieses Dabeibleiben eine immense Anforderung an unsere geistigen Kapazitäten stellt. Unser Bewusstsein verändert sich nicht auf Knopfdruck, Erfahrungen stellen sich nicht sofort ein, sondern verbergen sich hinter recht nüchterner Übungserfahrung. Ein schlichtes Sammeln der Aufmerksamkeit, ein Verweilen, das Dabeibleiben ermöglicht dem Bewusstsein, die Tür zu öffnen zu einer mit Qi gefüllten lebensweltlichen Erfahrung. Das Tor ist nüchtern, der Weg prozesshaft, oft verwirrend und sprunghaft, dahinter verbirgt sich in jedem Fall aber Genuss und tatsächlich ein kleines Universum an Wissen.

Sehr hilfreich finde ich die Unterscheidung in die Begriffe *Meditation* und *Kontemplation*, wie sie in westlicher Mystik beschrieben wird. Meditation bezeichnet dabei einerseits die zugrunde liegende Haltung der Achtsamkeit und Innerlichkeit und andererseits die vom Übenden gewählte Vorstellung oder »Technik«. Kontemplation hingegen meint einen Zustand des *Tunlassens*, des Loslassens und Geschehenlassens von Veränderung. Abschließend – um beide Begriffe noch einmal auf den Punkt zu bringen – Kurzdefinitionen, wie sie sich in westlicher *innerer Praxis* entwickelt haben.

Kurzdefinition von Meditation:
Übung bzw. Praxis innerer Aufmerksamkeit, Mit-sich-Sein, Bei-sich-Sein, Rückzug von der Komplexität des äußeren Erlebens, Ablassen von verstandesmäßiger Aufmerksamkeit, zumeist auch Übung von bestimmten, durch die jeweilige Tradition bedingten »Wiederholungen« (Wörtern, Betrachtung von inneren oder äußeren Bildern), auch Beobachtung der eigenen Gedanken durch Loslassen der Kontrolle darüber, Einübung von Aufmerksamkeit und Nach-innen-Betrachtung.

Kurzdefinition von Kontemplation:
Völlige Aufgabe von selbstgesteuertem Geschehen, Mit-sich-Sein, Bei-sich-Sein im Sinne eines (inneren) Geschehens, das sich spontan und in verstandesmäßigem Sinne nicht analysierbar einstellt, Einlassen auf inneres Erleben, Hingabe an sich spontan einstellende körperlich-geistig-emotionale Phänomene, Zulassen von als »außerordentlich« erlebten Wahrnehmungen, spontanes intuitives Erfassen von Zusammenhängen, ein Zurücktreten des analytisch-rationalen Verstandesvermögen zugunsten einer gefühlhaft-diskursiven Wahrnehmung als spezieller Form rationalen Vermögens.

> »Wir sagen zwar, der erste Schritt besteht darin, wahllose Gedanken loszuwerden, doch heißt dies nicht, dass es nur darum geht, sich mit dem Denken zu befassen. Wenn du dich den Dingen entfremdest und an über-

haupt nichts mehr denkst, geht es bergab mit dir, und du wirst nichts mehr bemerken können, sodass andere allen Glauben an kühle Objektivität verlieren. Das solltest du wohl bedenken.«

Sun Bu Er, 12. Jh.

Anregungen für die Praxis

- **Ich bin wie …:** Ein wichtiges Prinzip ist, dass man eine Bewegung nicht macht bzw. ausführt, sondern diese Bewegung genau in diesem Augenblick *ist.* Nicht »ich mache« diese und jene Drehung bzw. drehende Bewegung, sondern *ich bin* dieses Drehen. Nicht »ich hebe« meinen Arm, sondern *ich bin* dieses Heben und Senken, *ich werde* zu dieser Bewegung, die mich zu tragen beginnt. Versuchen Sie, sich in Ihrer Übungspraxis dieses Prinzip immer wieder zu vergegenwärtigen.
- **Dynamische Rhythmuswechsel:** Um nicht zu viel in Denken, Überlegung und Kompliziertheit zu verfallen, hat mir folgende Übungsweise immer sehr geholfen: Wenn Sie üben, versuchen Sie eine Zeit lang bei diesen langsamen fließenden Bewegungen zu bleiben. Stellen Sie sich z. B. bei der Übung »Qi wecken« vor, Qi steigt und sinkt, in Ihnen, um Sie herum, überall … Bewegen Sie sich dann ganz schnell, wie ein Wirbelwind, ganz chaotisch, in diesem Steigen und Sinken oder in welchem Bewegungselement Sie auch immer gerade üben. Vergessen Sie jede Vorstellung darüber, wie es sein sollte. Sie *sind* dieses ganz schnelle, dynamische, ungeordnete Steigen und Sinken. Springen Sie wild herum, wie auch immer, was immer Sie gerade inspiriert. Gleiten Sie dann in die fließenden, langsamen Bewegungen *zurück.* Nehmen Sie den Unterschied zwischen *vorher* und *nachher* wahr.

- **Natur-Sein – Ich bin mit ...:** Suchen Sie sich bei einem Spaziergang einen Baum, eine Blume, irgendetwas in Ihrer Umgebung. Betrachten Sie den Baum oder die Blume, lassen Sie Ihren Atem fließen und stellen Sie sich nun vor, *Sie schwingen* mit diesem Baum, dieser Blume mit. Alles in Ihnen atmet diesen Baum, diese Blume. Lassen Sie sich Zeit und bleiben Sie einige Zeit dabei. »Ich bin mit ...« bedeutet gleichzeitig, Sie selbst zu sein und mit etwas *auch Anwesendem* mit-zu-gehen. *Mit-Sein* bedeutet völlig wertfrei und ganz ohne vorgefertigte Bilder mit diesem *Anderen* zu sein. Sobald Sie sich dagegen vorstellen, *wie es wäre*, dieser Baum zu sein, stellt sich sofort Distanz ein. Schon sind Sie von spontanem Erleben distanziert. Sich vorzustellen, *wie es wäre*, bedeutet, intellektuelle Bewertungen und schon vorhandene Annahmen zu produzieren. Der bewertende Verstand würde sich sofort mit Kommentaren einmischen. Atmen Sie aber einfach dieses Natur-Qi ein und aus und stellen sich vor, *Sie sind mit ...*, beginnen Vorannahmen und Grenzen zu schmelzen, und lebendige Erfahrung kann beginnen.
- **Das Wichtigste auf der Welt – Erfahrungspräsenz:** Erinnern Sie sich bei Ihrem täglichen Üben immer wieder daran, dass das, was Sie gerade eben tun, z. B. das Heben eines Fußes, das Bewegen eines Armes oder Ihres Zentrums u. a., genau jetzt in diesem Augenblick das Wichtigste auf der Welt ist. Nichts und niemand könnte Sie jetzt gerade abhalten. Diese eine Bewegung, dieser eine Atemzug ist für Ihr persönliches *Jetzt* das Wichtigste auf der Welt. Bemerken Sie Ihre inneren Kommentare, abhaltende oder abwertende Gedanken und versuchen Sie darüber zu schmunzeln. Amüsieren Sie sich darüber, dass einen Arm zu heben für Sie momentan tatsächlich das Wichtigste an Weltgeschehen sein kann.

Bierzelt-Ambiente

Vor einigen Jahren wurde ich mit einer Kollegin zu einem Auftritt bei einer Gesundheitsmesse eingeladen. Leider fanden wir uns in einem Bierzelt-Ambiente wieder. Barfuß standen wir auf der Bühne, bekamen kaum Aufmerksamkeit von einem an Bierzeltstimmung erinnernden Publikum. Wo waren wir hingeraten? Bettina und ich beginnen still, einfach und klar, setzen uns in Bewegung, lassen uns tragen, harmonisieren, sind eine Einheit, bis wir in einem wilden Wirbel, beinahe exzessiv, wild, in freier fließender Bewegung »verschmelzen«. Wir fühlen beide, wir fliegen, einfach und leicht. Als wir geendet hatten, schalten wir den CD-Player ab, Ende, Pause. Es ist still geworden, Leute wollen von uns wissen, voll Staunen, wer wir sind, wo man das lernen kann, was sie gerade gesehen haben. Wir aber haben nicht einmal Visitenkarten dabei, und wir können ihnen selbst nicht sagen, wo sie »das« lernen können – aber wir sind glücklich.

Mit mir und der Welt in Berührung kommen

Wolfram beschreibt seine Erfahrung mit Qi Gong und Meditation so: »Ich habe lange geglaubt, dass ich in meinem Leben alles planen kann. Dass ich heute schon sagen kann, wie ich in fünf oder zehn Jahren sein werde, was ich tun werde, wo ich mich befinden werde. Das stimmt für mich heute, jetzt, in diesem Atemzug, so nicht mehr. In den letzten Jahren habe ich oft erlebt, wie schnell sich das Leben ändern kann, von einem Moment auf den anderen. Völlig unerwartet und ungeplant können alle auf die Zukunft verschobenen Träume und Pläne bedeutungslos werden, vielleicht durch Krankheit, Alter, den Verlust des Partners, durch Tod und Vergänglichkeit – vielleicht auch nur dadurch, dass das, was man sich in seiner Vorstellung ausgemalt hat, einfach nicht so eintrifft. Deswegen ist es mir heute und jetzt wichtig, mehr und mehr den Moment zu leben, den einen Atemzug, das eine Lächeln, die eine Berührung. Jeder Atemzug ist Leben. Mit jedem Atemzug, den ich bewusst erlebe, komme ich mit mir und der Welt in Berührung. Mit jedem Schritt, den ich bewusst setze, gehe ich ein Stück meines Weges. Mit jedem Bissen, den ich bewusst esse, gebe ich meinem Körper Kraft und Energie, tue mir gut. Qi Gong und Meditation unterstützen mich auf dem Weg zu einem achtsamen Leben. Sie sind wertvolle Begleiter zu innerer und äußerer Wertschätzung und Heilung – wunderbares, altes Wissen. Ich hoffe, dass ich diesen Weg Schritt für Schritt weitergehe und mich entwickle. Gleich wie schwierig und herausfordernd Lebensphasen gerade sind, es ist immer der eine Moment, dem ich Achtsamkeit schenke oder nicht – mir selbst, meiner Familie, meinen Freunden, dem Leben. Das Praktizieren von Qi Gong und Meditation, von bewusstem Atmen, Gehen und Essen, von Dingen des alltäglichen Lebens, sind wertvolle Unterstützung, um meine Momente und Augenblicke, die guten und die schwierigen, bewusst und achtsam zu erleben. Das heißt Ankommen im Augenblick. In diesem einen Atemzug bin Ich, sind mein Wesen, meine Talente, mein Sein, spürbar und existent. In diesem Augenblick berühre ich alles um mich mit Liebe und Achtsamkeit. Die Praxis des Qi Gong hilft mir, diesen Augenblick zu berühren. Ich habe damit eine neue Möglichkeit gefunden, mit mir und anderen gut zu sein. Ich brauche das nur zu tun – oder eben auch zuzulassen. Oder, wie der vor kurzem verstorbene, große Jazzmusiker Joe Zawinul in einem Interview gesagt hat: ›Das Leben ist zum Leben da – sonst nix. Und deswegen ist für mich jeder Tag wie Weihnachten, nur der Montag wie Ostern.‹«

IV.

Die Kunst heilsamer meditativer Persönlichkeitsarbeit

Das Gewahrwerden einer Tiefenstruktur

Meditative Übungspraxis heißt ein Stück weit einzutauchen in tiefere Schichten unserer Bewusstseinsstrukturen. Im östlichen Kontext bedeutet dieser Lern- und Erfahrungsprozess vermehrte Wahrnehmungs-Sensibilität, ein Gewahrwerden und Erspüren fließenden Qis, um quasi Licht ins Dunkel des eigenen »energetischen Selbst« zu bringen. Sich seiner Qi-Strukturen bewusst zu werden bedeutet zweierlei: Zum einen wird unser Qi-System mit all seinen Meridianen und Energiezentren als Teil unserer Natur zum Selbstverständnis alltäglicher Übung und unseres Lebens insgesamt. Zum anderen wird die ganz ureigene Struktur mit all ihrer Schönheit, aber auch mit all ihren Blockierungen immer bewusster. Was vielleicht zuvor als vage Spannung, emotionale Verstimmung oder beengtes Körpergefühl mal mehr, mal weniger spürbar war, zeigt sich nun deutlicher als energetische Blockierung. Das heißt, so sehr all die annehmlichen Zustände der Entspannung, der Frische und Lebendigkeit, des feinen Fließens u.a. fühlbar werden, so sehr verdeutlicht sich auch die Seite eigener »Unrundheit«, eigener, in unbewusste Gefilde abgetauchter, geschwächter energetischer Struktur. Sich die Fähigkeiten des Tai Chi und Qi Gong anzueignen bedeutet somit auch, sich seinen eigenen Qi-Strukturen und ureigenen Qi-Muster zu *stellen.* Seinen eigenen Qi-Fluss zu fördern und aufzubauen, ist quasi in erstzunehmender Weise nicht ohne einen Prozess der Selbst-Auseinandersetzung zu haben. Der Verlauf dieses Erfahrungsprozesses geht mit einer intensiven Auseinandersetzung mit der eigenen psychischen Struktur einher, ein mutiger Gang durch ureigene Ängste und Projektionen.

Viele Schüler bewegen sich gerne bis zum Rand dieser Herausforderung. Entspannung wird gewünscht, die Lösung alter Blockaden sollte dann aber am liebsten ohne Aufarbeitung emotionaler Inhalte einhergehen. Tauchen verdrängte unangenehme Erinnerungen oder körperliches und emotionales Unbehagen auf, wird die tägliche Übungsstunde oft einfach aus Verunsicherung wieder aufgegeben. Jeder meditative Weg beinhaltet intensive Zeiten der Aufarbeitung. Dünnhäutig, verletzlich und verzagt wird man sicherlich in so manch stiller Stunde ans Aufgeben denken, würden sich nicht auch die energetischen Wohlgefühle parallel dazu einstellen. Dabei-Bleiben, Warten-Können und Geduld sind die Zauberworte und der wohl übereinstimmende Rat auf dem Weg jeder östlichen Meditationsarbeit. Mit viel Geduld und unspektakulär-alltäglicher Übung wird sich ein neues, tieferes Wissen über sich selbst, ein lebendiges Gespür für die eigene energetische Befindlichkeit zeigen. Vorsicht allerdings vor frühzeitiger Begeisterung und übereilter Interpretation dieser tieferen Schichten. Dieser Part bedeutet Arbeit, Selbsterfahrung, Selbstreflexion und bedarf über so manche Strecken der Unterstützung, der Begleitung und des Austausches mit Übungskollegen, denn gern mischt sich Einbildung, intellektuelle Bewertung und muntere Projektion ins Meditationserleben. Sollte es sich jedoch um wahrhaftes »Weiterkommen« handeln, wird man dies ruhig und völlig unaufgeregt erkennen. Der Blick aufs eigene Innere wird ruhiger, Kontinuität stellt sich ein. Eigene Stärken, Schwächen und Verdrehtheiten können gelassener zur Kenntnis genommen werden. Inhalte »verknoteter« Qi-Struktur tauchen auf, um verarbeitet und losgelassen zu werden – nicht mehr, aber auch nicht weniger als das.

Das meditative Selbst

Der Subjektgedanke eines zweifelnden, kritisch-analysierenden Ich, wie er sich in westlicher Philosophie- und Kulturgeschichte seit der Neuzeit entwickelt hat, ist dem chinesischen Denken eher fremd. Sich selbst zu vergessen, um sich dem Dao anzunähern, ist der Sehnsucht nach subjektiver Gewissheit eher entgegengesetzt. Die Suche nach einem Ich in der Meditation ist für östliches Denken daher völlig absurd, da sich dieses Ich im Prozess jeder Meditation eher als obsolet erweist. Auch in der westlichen Mystik wird auf die Notwendigkeit dieser Selbst-Vergessenheit hingewiesen. Hierbei geht man allerdings von der Möglichkeit einer tiefer liegenden bzw. erweiterten oder vollkommeneren Ich-Struktur aus. Es wird von der Erfahrung der Einheit, der Aufhebung der Gegensätze, von Selbstaufgabe und Ich-Entgrenzung gesprochen, bei der aber gerade das Ich zu sich selbst zu kommen scheint. Will man sich auf die Suche nach einem meditativen Selbst, wie immer dieses nun denn auch beschaffen sein könnte, begeben, so muss man sich von der absoluten Leistungsfähigkeit herkömmlicher Ratio verabschieden.

Vergesse dein Geist-Qi und lasse deinen Körper fallen.

ZHUANGZHI, 3. JH. V. CHR.

Saskia Wendel bezeichnet den *Boden* (die Erfahrungsbasis) meditativen Erlebens als präsubjektive Persönlichkeitsstruktur, das heißt als eine Art subjektiver Persönlichkeitsspur, welche unserem bewussten Selbstverständnis noch vorgestellt ist.[23] Dieses Ur-Selbst ist gleichsam die Basis individueller Persönlichkeit. Meditative Praxis ist Einkehr in dieses ursprüngliche Mit-sich-selbst-vertraut-Sein, das dem bewussten Ich gleichsam vorausgeht. Erkenntnisse meditativer Erfahrungsprozesse haben dieses unbestimmte und dennoch unzweifelhafte Bewusstsein des eigenen Selbst zum Inhalt. Das heißt, Spuren dieses ureigenen Wissens über mich selbst können sich durch meditative Aufmerksamkeit nach und nach zeigen. Tägliche innere Praxis fördert ein Gewahrwerden dieser Ebene, öffnet einen Zugang zur eigenen präsubjektiven Struktur, zu einem uns selbst ur-vertrauten, jedoch völlig nackten Kennen unserer selbst und stellt somit eine wichtige Form der Selbsterfahrung dar. Dieses Bewusstsein des Ich-bin entzieht sich weitgehend der Ratio und oftmals auch der Sprache. Es ist eher eine intuitive Gewissheit, und diese Erkenntnisarbeit in tiefen Schichten führt unzweifelhaft auch zur Veränderung auf allen Ebenen des Denkens und Fühlens.

Meditatives Arbeiten in drei »Wegspuren«

Um ein wenig Klarheit in den Übungsprozess zu bringen, habe ich meine eigene innere Übungserfahrung in drei Wegspuren bzw. Stufen unterteilt. Es ist ein Modell, ein Versuch, meine eigene Erfahrung mit einzubringen. Diese Phasen werden weder immer in dieser Reihenfolge ablaufen noch genau dieser Beschreibung folgen. Auch nach langjährigem Üben wird man immer wieder zwischen den verschiedenen »Spuren« wechseln bzw. werden sich diese Spuren notwendigerweise abwechselnd zeigen. Ich habe den Begriff »Spur« gewählt, da Stufen ein hierarchisches Bild von Höherem und Niederem implizieren. Es handelt sich nicht um lineare Abläufe, sondern vielmehr um Prozessphasen, die ihre Intensitäten verändern können.

Für jeden Anfänger ist es zuallererst einmal notwendig, einen guten Weg ins alltägliche Tun zu finden, Sicherheit im eigenen Üben zu bekommen. Ich denke, man sollte sich wirklich Zeit lassen, um ein Selbstverständnis für »Qi-Arbeit«, wie Qi Gong ja auch in der Übersetzung heißt, zu erlangen. Die Zeit des Auf- und Durcharbeitens kommt noch bald genug. Die beschriebenen Übungen sind als Anregungen gedacht und eignen sich für anfängliche Praxis im Sinne einer Selbsterfahrung und Auseinandersetzung. Wichtig war mir, erstes »Handwerkszeug« mitzugeben. Das konkrete Ansprechen persönlicher Themen kann niemals getrennt von täglicher Übungserfahrung gesehen werden, sondern bedingt, durchdringt und beinhaltet diese auf ganz selbstverständliche Weise.

Die erste Wegspur – allgemein stärkendes Üben

Meditative Praxis setzt eine bestimmte innere Haltung voraus, die unter anderem geprägt ist durch Achtsamkeit und Aufmerksamkeit. Schon von gewohnter verstandesmäßiger Tätigkeit zugunsten einer mehr *gefühlshaften Bezogenheit* abzulassen, kann für Anfänger sehr heilsam sein. Eine ganz persönliche Art und Weise des Übens zu finden braucht jedoch Zeit. Vielleicht fällt Bewegungsübung zu Beginn leichter als stille Meditation. Die rechte Zeit, den rechten Platz bzw. das *Wie* eigenen Übens zu finden ist für jeden Anfänger eine echte Herausforderung. Ein langsames Hinein-Wachsen in tägliches Praktizieren ist nicht immer nur angenehm und entspannend, sondern oft auch mühsam und anstrengend. Bei Bewegungsübung heißt es, sich immer wieder an Langsamkeit und fließende Bewegung zu erinnern, anstatt sich über eckige, ungelenke Körperlichkeit zu ärgern. Bei innerer Übung ist es oft hilfreich, mit kurzen Einheiten zu beginnen und sich der Schönheit seiner inneren Landschaft bewusst zu werden, anstatt vorgegebene Zeiten »abzusitzen«. Über Verstandesanteile, die sich mit bewertenden Kommentaren oder mit ablenkenden Gedanken (»Was tun wir denn hier?«, »Du solltest doch gerade besser … tun« u. a.) einmischen, zu schmunzeln ist heilsamer, als sich über diese Störenfriede zu ärgern. Den Geist (Shen) zu beruhigen und zu klären, sich ins Üben hinein zu entspannen und einfach zu *tun,* ohne viel Aufhebens und ohne sich über richtig und falsch unnötige Gedanken zu machen, könnte eine guter »Rat« für jeden Übungsanfang sein.

Anregungen für die Praxis

- Stellen Sei sich die Langsamkeit dieser »Arbeit« wie ein erholsames langes Band vor, in das Sie sich jederzeit behaglich einwickeln und hineinkuscheln können. Gehen Sie mit der Haltung an das Üben heran, dass Sie dafür alle Zeit der Welt haben – keine Begrenzung und Beengung, keine unnötigen Vorschriften, nur der Wille zum Tun.

- Keine unnötige Kompliziertheit in der Übung! Kommt Ihnen eine Anleitung unsinnig vor, so ändern Sie sie so ab, dass zwar der Inhalt erhalten bleibt, jedoch entweder die Abfolge oder die Art und Weise der Anleitung für Sie nachvollziehbarer wird. Kommt Ihnen auch der Inhalt abstrus oder unsinnig vor, so fragen Sie bei Ihrem Lehrer so lange nach, bis Sie eine für Sie vernünftigere Erklärung erhalten bzw. wechseln Sie zu einer Übung, die Sie gut nachvollziehen können.
- Wenn störende Gedanken bzw. inneres Geplauder Sie abhalten, so bemerken Sie dies einfach, kehren Sie jedoch immer wieder zu Ihrer momentanen inneren Arbeit zurück.
- Wenn Ihr innerer Schweinehund sehr groß ist und tägliches Üben einfach unmöglich scheint, dann versuchen Sie herauszufinden, welche Zeit für Sie am geeignetesten ist. Wenn Sie wirklich üben wollen, so wird sich ein Weg finden, der Sie ins tägliche Praktizieren führt.
- Versuchen Sie, bestimmte Qualitäten in Ihre innere Übung mit hineinzunehmen: Stellen Sie sich z. B. vor, Kraft, Stärke, dynamische Energie beim Üben aufzunehmen. Experimentieren Sie mit den verschiedenen Vorstelllungen. Ihrer Phantasie, Ihrer Kreativität und Ihrem Vorstellungsvermögen sind keine Grenzen gesetzt. Lassen Sie sich inspirieren!
- Es ist besser, mit kürzeren Übungseinheiten zu experimentieren, als zwanghaft in die Länge gezogene Übungen »abzuarbeiten«.

Druck loslassen

Die Schülerin Inge beschreibt recht anschaulich, wie sie die ersten beiden Jahre ihres Übens erlebte: »Zuerst war ich über die Bewegungen begeistert, dann kam die Phase, in der ich mich mehr auf das innere Üben konzentrierte. Zeitgleich kam eine Phase, in der ich mich fragte, ob ich jemals die Energie spüren bzw. die innere Ruhe und Gelassenheit durch Qi Gong erreichen würde. Dann wechselte sich die Phase, in der mir Qi Gong sehr nahe war, immer wieder mit einer Phase ab, in der ich mich sehr weit davon entfernt fühlte. Im Nachhinein ist mir klar, dass ich, je mehr ich mich darauf konzentrierte und je mehr ich es wollte, Qi Gong umso weiter entfernt war. Gegen Ende des ersten Ausbildungsabschnittes konnte ich endlich den Druck, den ich mir dabei selbst auferlegt hatte, loslassen, und plötzlich bekam mein Üben für mich auch Leichtigkeit, und ich spürte die Energie, und meine Bewegungen fingen an zu fließen. Mir fällt dazu der Vergleich einer Rede ein: Bei einer Rede, die man hält, merkt man sehr genau, ob sie frei gesprochen wird (aus dem Innersten heraus kommt) oder auswendig gelernt ist. Ich kann das Publikum sicher mehr fesseln, wenn ich die Rede frei halte, und bin auch glaubwürdiger, bei dem, was ich sage.

Die zweite Wegspur – sich eigener Strukturen gewahr werden, spüren lernen

Nach einer längeren Zeit des Übens hat sich die Praxis nun ein wenig gefestigt. Sicherheit im Üben hat sich eingestellt, und falls es sich zeigt, dass diese Form der alten östlichen »Arbeit« wirklich gut passt und den eigenen Bedürfnissen entspricht, wird man weiter üben, um weitere Erfahrungen machen zu können. Die zweite Phase sollte nun den Raum öffnen, um sich der eigenen Strukturen gewahr zu werden, und ein Vertrautwerden mit der individuellen Qi-Struktur fördern. Es wird sich nun zeigen, wie man am besten lernen kann und was man braucht auf diesem Weg innerer Erfahrungen. Langsam bekommt man Abstand zu auftauchenden Schwierigkeiten, aber auch zu übergroßer Begeisterung. Langsam kann alles, was sich zeigt – Gedanken, Gefühle, Befindlichkeiten –, angemessene Beachtung finden.

Es können nun verschiedenste Wahrnehmungen auftauchen. Hitze- und Kälteempfindungen, Kribbeln, Druck oder vorübergehende Spannungsgefühle können sich abwechseln. Hinter all diesen eher vordergründigen Empfindungen sollten sich nun langsam Selbstbewegungen fließenden Qis einstellen. Diese Eigenbewegungen können sanft bis recht heftig auftreten. Zumeist passiert dies gar nicht zur Zeit des Übens, wie man vielleicht annehmen würde, sondern plötzlich und spontan, während man sich einfach einmal ruhig zurücklehnt, etwas ganz anderes oder gar nichts tut, gar nicht »übt«. Qi-Wahrnehmungen können oft auch, obwohl zumeist sehr angenehm, die Ruhe der Nacht etwas stören. Wichtig ist nun, all das zu bemerken, ohne es für etwas Außerordentliches zu halten, handelt es sich doch nur um allererste Qi-Wahrnehmungen. Qi hat – wie die alten Chinesen sagen – begonnen »zu steigen«.

Die eigene Übungspraxis, in der man mehr oder weniger doch recht intensiv mit sich selbst konfrontiert ist, ist immer ein guter Spiegel. Bin ich ungeduldig, vorschnell, begeisterungsfähig, spontan, flexibel? Wie auch immer, es kann spannend sein, sich seiner Eigenart möglichst neutral zu stellen, um Anregungen und Gedanken ins alltägliche Leben mit hineinzunehmen. Diese Selbstbeobachtungen sollten in dieser Phase keine Selbst-Anklagen oder Selbst-Antreiber sein, sondern nur zu einem bewussteren Umgang mit sich und der Welt führen. Ein Zur-Kenntnis-Nehmen individueller Eigenart sollte einfach einen »Aha-Effekt« bedeuten, zu Anerkennung der eigenen Stärken und Schwächen führen und auch zur Anregung für mögliche Veränderungen dienen.

Anregungen für die Praxis

- »Füllen« Sie nun Ihre Vorstellungsübungen weniger mit vorgegebenen Bildern, sondern lassen Sie Ihrem Inneren einen Freiraum, *sich zu zeigen.* Wenn Sie z. B. mit Ihrer Vorstellung zum Dantian wandern oder Sie sich vorstellen, wie Qi durch Ihre Arme fließt, so reicht es, sich dies sehr vage vorzustellen. Versuchen Sie bei diesem vagen, unklaren oder auch nebulösen Gefühl bzw. Bild zu bleiben. Es geht nun darum, diese *Vagheit* einfach auszuhalten, einfach abzuwarten. Zu viel an vorgegebener oder auch eigener Phantasievorstellung verstellt den Zugang zur eigenen individuellen inneren Struktur.
- Nehmen Sie in Ihre alltägliche Übung die Gewissheit mit hinein, dass es dieses Qi gibt, dass Sie dabei sind, zu lernen, damit zu arbeiten, und dass es sich so zeigen wird, wie es in völliger Einfachheit »richtig« und »normal« ist.
- Versuchen Sie, Ihre Befindlichkeit wahrzunehmen. Nehmen Sie alles, was an Gefühlen, Gedanken usw. auftaucht, zur Kenntnis. Fragen Sie sich, was es braucht, um diesen Gefühlen Raum geben zu können. Lernen Sie, sich selbst zuzuhören – ohne Kontrolle und ohne Zensur. Was beschäftigt mich? Welche Gefühle möchten zum Ausdruck gebracht werden? Welche Bereiche meines Lebens bedürfen der Veränderung? Versuchen Sie, das, was Sie beschäftigt, auch aufzuschreiben. Nehmen Sie sich viel Zeit, Ihre Gedanken fließen zu lassen.

- Versuchen Sie, auftauchende Schwierigkeiten bei Ihrer Übungspraxis zu benennen, und überlegen Sie in Ruhe, welche Veränderung im Üben eventuell angebracht wäre. Auch auftauchende Müdigkeit oder heftiger Bewegungsdrang sind willkommen und brauchen Beachtung.
- Nehmen Sie sich nun viel Zeit für innere Übungen im Liegen, Sitzen oder auch im Stehen. Versuchen Sie, nun länger dabei zu bleiben, auch wenn viele Gedanken Sie zu stören scheinen. Achten Sie jedoch darauf, nicht zu erstarren, sondern bedenken Sie, dass ein Gewahrwerden der Qi-Strukturen immer vermehrte Lebendigkeit zur Folge hat, wie immer sich diese auch zeigen will.
- Bleiben Sie bei Ihrer Übung ohne Absicht und ohne große Erwartung. Versuchen Sie, nun länger in den Bewegungsübungen zu bleiben. Zeitweise wird sich ein Gefühl des Getragen-Werdens einstellen. Genießen Sie diese neue Erfahrung wiederum, ohne sie überzubewerten. Sollten Sie sich eckig und ungelenk vorkommen, so ist dies einfach nur ein Zeichen, dass Sie lernen, sich selbst besser wahrzunehmen.
- Nehmen Sie sich öfter einmal ein ganz kleines Element vor und üben Sie dieses ganz kleine Element, so lange Sie können. Experimentieren Sie mit der Art und Weise der Bewegung, mit Veränderungen im Rhythmus, der Abfolge und der Intensität Ihrer Konzentration.

Womit beginnen? – Sein Inneres befragen

Um diese zweite Spur individueller Befindlichkeit zu veranschaulichen, hier noch eine Erzählung von Viktoria: »Ich weiß noch genau, dass es einen Punkt gab während der Zeit des

Qi Gong-Lernens, an dem ich von der Informationsfülle fast niedergedrückt wurde. Ich hatte sehr viel gelesen und sehnte mich nach ganz einfacher, klarer Struktur: Das ist jetzt zu tun und dann dieses. Irgendeine gültige Anweisung für das tägliche Üben, das genau so und so lang dauern sollte. Es gab zu vieles, das gleich wichtig erschien. Und man musste sich jeden Tag entscheiden: Was ist heute zu tun? Womit fange ich an? Diese Selbstverantwortlichkeit führt vielleicht nicht dazu, nach einiger Zeit ein schönes praktikables tägliches Übungsprogramm zur Verfügung zu haben, aber sie hat einiges mit ›Vorstellung‹ zu tun. Was würde mir jetzt guttun? Bin ich zurzeit nervös? Stehe ich meinen Mitmenschen gereizt gegenüber? Ärgere ich mich gerade über jede Kleinigkeit? Brauche ich Erdung oder eher Flügel? Auf jeden Fall kann man sich einmal solche Dinge in aller Ruhe fragen. Das ist nie verkehrt. ›Sein Inneres befragen‹, eigentlich klingt das ganz trivial. Man fragt doch bei allem mehrmals täglich sein Inneres! Und doch ist es einem meistens nicht bewusst. Man macht es automatisch, solange alles seinen gewohnten Lauf nimmt. Sich richtig bewusst mit seinem Inneren zu beschäftigen, beginnt meist erst, wenn man irgendwie aus dem Tritt kommt. Das kann durch positive Veränderungen und das Entdecken neuer Perspektiven sein, oft aber geschieht es, weil man ein gesundheitliches Problem hat oder sich einfach nicht mehr wohl fühlt in seiner Haut!

Die dritte Wegspur – »durcharbeiten«

Nach einer längeren Zeit des Übens ist nun Sicherheit eingekehrt. Alltägliches inneres und äußeres *Tun* ist zur Gewohnheit geworden, die man nicht mehr missen möchte. Ruhig und recht unaufgeregt zeigen sich Fortschritte. Vielleicht erlebt man sich selbst gelassener, ruhiger, unaufgeregter, aber auch fester, entschiedener und ein wenig gefestigter in seiner eigenen Persönlichkeit. Angenehme Empfindungen fließenden Qis werden konstant, vertrauter und unendlich genussvoll. Langsam beginnt man zu verstehen, dass es sich tatsächlich um ein Erlernen von Fähigkeiten handelt, die sich nun nach und nach einstellen.

Aber auch Wahrnehmungen blockierten, *eingezwängten* Qis verdeutlichen sich. So *melden* sich vielleicht verdichtete, verengte Bereiche im Körper oft sehr unangenehm über längere Zeit. Es kann zu vermehrtem Traumerleben kommen, zu spontan auftauchender emotionaler Dünnhäutigkeit und Verstimmtheit. Blockiertes Qi *öffnet* nun seine Inhalte. Zeiten des Aufarbeitens werden nun selbstverständlicher Teil des Lernprozesses. Verstärkte Empfindungsfähigkeit verlangt nun vielleicht ein Innehalten, Schutz und Rückzug sowie Zeiten des Alleinseins. Es ist nun an der Zeit, sich seiner inneren Landschaft zuzuwenden, Inhalte eingezwängten Qis bewusst arbeiten zu lassen. Im Vordergrund dieser Arbeit steht ganz selbstverständlich ein *Tunlassen*, ein *Sich-Lösen* und *Entwickeln Lassen*. Es gilt den Qi-Strukturen und ihrer ganz eigenen Logik zuzuhören. Im Laufe der Zeit habe ich mehrere Übungsanregungen gesammelt und entwickelt, um gut und liebevoll arbeiten und sich ganz bewusst emotionalen und seelischen Inhalten zuwenden zu können. In diesen reflexiven Umgang mit Qi-Stagnationen fließen meine Erfahrungen mit verschiedenen Formen therapeutischer Beratungsarbeit mit ein. Wichtig war mir bei all dieser Bewusstseinsarbeit, den Kontext der *inneren Landschaft* und meditativ-kontemplativer Praxis zu berücksichtigen und zu beachten.[24] Nachfolgend ein kurzer Ausschnitt und einige Anregungen.

Anregungen für die Praxis

- ***Gedanken sich verändern lassen***

Diese ganz einfache Technik ist überraschend hilfreich. Sie können sie zur Klärung von problematischen Situationen, vor Entscheidungen oder auch ganz einfach dazu verwenden, ein wenig Distanz zu Ihren Gedankengängen zu bekommen. Notieren, zeichnen oder beschreiben Sie das, worüber Sie gerade nachdenken (das Problem, die anstehende Entscheidung etc.), was Sie gerade beschäftigt und *umtreibt*. Machen Sie sich ein paar Notizen, schreiben Sie alles auf, was Ihnen dazu einfällt. Lassen Sie anschließend diese Gedanken wieder los und wenden Sie sich Ihrer Übungspraxis zu, üben Sie ganz *normal*, entspannt in äußerer und/oder innerer Übung. Nach einiger Zeit des Übens nehmen Sie sich dann Ihre Notizen, Ihre Zeichnung (oder was immer, womit Sie Ihren Gedanken Ausdruck verliehen haben) wieder zur Hand. Wie denken Sie jetzt darüber? Was hat sich verändert?

- ***Mit inneren Bildern / Gefühlen arbeiten***

Wählen Sie eine der Dantian-Meditationen (siehe im Kapitel »Inneres Üben«), sammeln Sie Ihre Aufmerksamkeit ganz bewusst in diesem Kraftzentrum. Atmen Sie in dieses energetische Zentrum. Jeder Atemzug erinnert Sie an die Vitalität und Stärke des Dantians. Wenden Sie sich nun einem Ort Ihrer inneren Landschaft zu, der Ihnen schon einige Zeit ein Gefühl der Enge, Stagnation usw. zeigt. Versuchen Sie nun mit allen Sinnen, diese energetische Stagnation zu beschreiben. Wie fühlt es sich an? Welches Bild oder Symbol zeigt sich? Handelt es sich um warme, heiße oder eher kühle Empfindungen? Und so weiter. Versuchen Sie nun quasi vom Dantian aus, von diesem sicheren kraftvollen Ort aus, ziemlich hartnäckig auf dieses blockierte Qi zu schauen, ohne etwas tun zu wollen. Lassen Sie Bilder, Gedanken, Wörter kommen, versuchen Sie gleichzeitig, immer wieder loszulassen, frei von intellektueller Bewertung zu sein und *nichts zu tun,* aber *dabei zu bleiben.* Lassen Sie Ihr Empfindungsvermögen arbeiten. Nehmen Sie alles, was sich an Bildern, Gedanken und Empfindung zeigt, einfach an, auch wenn Sie diese Bilder, Gedanken etc. momentan nicht verstehen und zuordnen können. Nehmen Sie all dies mit in Ihre tägliche Übung und vertrauen Sie darauf, dass sich die *Logik* dieser Empfindungsspuren schon zeigen wird. Intuitive Erkenntnisse über Inhalte von Blockierungen können und *dürfen* verzögert im Laufe der folgenden Tage auftauchen. Es kann und darf auch sein, dass sich gar nichts zeigt. Bleiben Sie immer wieder liebevoll und standhaft einfach *dabei,* so werden sich emotionale Zusammenhänge schon einen Weg ins bewusste Erkennen suchen. Sie können in der Folge auch mit einer Stagnation arbeiten, ohne vorher den sicheren Ort des Dantians aufgesucht zu haben. Das Dantian oder andere sichere Orte in Ihrer Qi-Landschaft sind einfach recht gute Ausgangspunkte und sichere »Häfen« für inneres Arbeiten.

- ***Arbeiten mit Stagnationen der inneren Landschaft***

Benennen Sie ein Gefühl, eine Verstrickung, ein emotionales Unbehagen, etwas, womit Sie arbeiten möchten. Lenken Sie Ihre Aufmerksamkeit auf Ihre innere Landschaft. Atmen Sie in die Schönheit dieser inneren Landschaft. Wenden Sie sich dann dieser Emotion, diesem Unbehagen, dieser Stagnation zu. Lassen Sie sich überraschen, *wo* sich der *Ort* dieser Blockierung von selbst zuordnet. Versuchen Sie, ganz neugierig *darauf* zu schauen. Beschreiben Sie mit einfachen Worten den Ort, das Aussehen, die Konsistenz dieses Unbehagens. Wo sitzt es? Wie fühlt es sich an? Bleiben Sie ganz wertfrei bei dieser

Wahrnehmung. Es kann sein, dass sich dieses Dabei-Bleiben schon recht positiv auswirkt. Versuchen Sie dann diese Wahrnehmungen, diese inneren Bilder zu zeichnen, aufzuschreiben und/oder tauschen Sie sich darüber mit Ihren »Übungskollegen« aus.

- ***Kommunikation mit der inneren Landschaft***

Wenden Sie ihre Aufmerksamkeit nach innen. Stellen Sie sich vor, wie fließendes Qi Sie in jedem Augenblick durchdringt. Atmen Sie in dieses Strömen und Fließen Ihrer inneren Landschaft. Versuchen Sie nun ganz bewusst, nicht auf eine Blockierung oder Stagnation zu schauen, sondern Ihre innere Landschaft als Ganzes wahrzunehmen, so, wie man ein gesamtes Bild ansieht, eine landschaftliche Stimmung erlebt, sie wahrnimmt, ohne sie zu werten. Versuchen Sie nun mit einer ganz einfachen Frage, die Ihnen für Ihren momentanen Lebens- bzw. Übungsprozess stimmig erscheint, auf Ihr Inneres zu schauen.

Mögliche Fragen könnten sein:
– Was tut meiner inneren Landschaft wirklich gut?
– Was möchte sich mir in dieser inneren Stimmung zeigen?
– Was ist momentan belebend und erfrischend für mich?
– Wie kann ich meinen Entwicklungsprozess momentan gut unterstützen?

Wählen Sie eine der obigen Fragen oder formulieren Sie eine eigene Frage, die Ihnen in diesem Zusammenhang wichtig erscheint. Arbeiten Sie in meditativer, kontemplativer Weise mit Ihrer Frage, das heißt, Sie lassen sie einfach wirken, versuchen einfach, mit dieser Frage *zu sein*. Dazu ein paar Anregungen:

- Eine Frage kann sich spontan stimmig anfühlen. Sie

können sich aber auch viel Zeit nehmen, um eine Frage *kommen zu lassen.* Oft braucht es dieses *Kommen-Lassen.*

- Nehmen Sie diese Frage in Ihre innere Arbeit mit hinein. Nehmen Sie zur Kenntnis, dass sich vorerst einfach einmal gar nichts zeigen kann/darf. Wichtig ist eher, wie oben schon erwähnt, mit der Frage *zu sein.* Die Antwort wird sich in ihrer Form, zu ihrer Zeit schon zeigen.
- In alltägliches Üben integrieren: Lassen Sie sich Zeit bei der Formulierung Ihrer Frage. Nehmen Sie diese Frage dann in Ihre alltägliche Übungspraxis mit hinein. Üben Sie ganz *normal,* entspannt in *äußerer* oder *innerer* Übung. Lassen Sie die Frage gleichsam im Hintergrund *arbeiten.* Vertrauen Sie darauf, dass sich gedankliche Spuren, die Ihnen in Hinblick auf diese Frage weiterhelfen, schon zeigen werden. Diese Antwortspuren können sich während der Übung, hinterher oder auch erst an Folgetagen einstellen.

Lebensträume

Wolfram erzählt von seiner Erfahrung im Übungsprozess: »Es ist fünf Uhr morgens, und doch bin ich schon pünktlich um ein Uhr aufgewacht. Ich habe zwar versucht, weiter zu schlafen, aber es blieb bei den Versuchen. Das passiert eben manchmal, derzeit auch öfter. Gedanken und Planszenarien strömen dann durch mein ganzes Sein und hindern mich daran, Ruhe zu finden. Stark ist er, der Drang, mich und meine Lebensträume zu verwirklichen. Wahrscheinlich ist es Zeit, lang aufgeschobene und verschobene Entscheidungen zu treffen und meine vielen Pläne endlich in die Tat umzusetzen. Ich überwinde jetzt diese Überangepasstheit, und mit Mut werde ich jetzt diese überfälligen Entscheidungen treffen … Pausen machen, loslassen, atmen, nur atmen – im Fluss sein, im Moment sein, Entscheidungen treffen und umsetzen, auch wenn der Boden unter meinen Füßen nicht immer sicher und fest ist. Wenn ich meiner Intuition, meinem Herzen folge, dann liege ich meistens richtig.

»Es arbeitet mich …«

Burgi: »… und dann (nach einiger Zeit des Übens) zeigten sich für mich Parallelen zwischen Qi Gong bzw. Elementen, Bestandteilen oder Merkmalen daraus und Therapien oder ›Lebensphilosophien‹. Als Erstes auf dem Weg zum Selbst zeigt sich die Bereitschaft, der Wille stellt sich ein. Dann folgen die reflektierten Höhen und Tiefen, ›es arbeitet in einem‹. Schließlich hole ich vieles aus meinem Unterbewusstsein in mein Bewusstsein. Ich werde mir über diesen Prozess gewahr. Das Betrachten und Aufarbeiten bescherte mir zeitweise schmerzliche Momente. Ich hieß sie auch allmählich willkommen. Themen hinter mir zu lassen verlangte immer wieder ein Loslassen. Meist blieb ich bei bestimmten Übungen hängen, ich vertiefte mich darin, nicht immer wissend, warum. Das war auch nicht notwendig. Es ging weiter. Etwas tauchte auf, anderes schwächte sich ab oder ging. Das gesteigerte Bewusstsein über mich selbst stellt einen der größten Gewinne dieses Lernen dar, mein Qi, mein Ich.«

V.

Meditatives Üben als Weg der Selbsterkenntnis

Gleichgültig, welchem kulturellen Kontext jemand angehört, in der Meditation werden Erfahrungsprozesse – zumindest wenn es sich um eine ernstzunehmende Praxis handelt – immer auf ähnliche Weise ablaufen. Die Deutung des Erlebten kann je nach Kontext hinsichtlich der auftauchenden Bilder und Symbole natürlich völlig verschieden sein. Ein buddhistischer Mönch wird sein Erleben möglicherweise gänzlich anders verstehen und deuten als ein Sufi-Derwisch, eine chinesisch-daoistische Denkerin anders als eine Schamanin aus dem südamerikanischen Regenwald. Auch unser westlicher Boden hat in dieser Hinsicht einiges zu bieten. Spirituelle bzw. meditative Praxis scheint der christlichen Tradition zwar ein wenig abhanden gekommen zu sein, trotzdem gibt es sie, die großen Lehrerinnen und Lehrer meditativer und kontemplativer Praxis wie Meister Eckehardt, Hildegard von Bingen, Katharina von Siena, Teresa von Avila, Johannes vom Kreuz und andere mehr.

Ist der Prozess meditativer Praxis und innerer Übung ein ethischer Weg? Die Daoisten schreiben von Selbstkultivierung, von Harmonisierung der Persönlichkeit und von Relativierung der Lebenswichtigkeiten. Alte östliche Praxis begreift den Menschen als Naturlebewesen und die Entfaltung der Persönlichkeit – so könnte man sagen – als Naturnotwendigkeit. Zu üben heißt somit, sich seiner eigenen Natur zuzuwenden, all dem, was man eben *ist* – Körper, Gefühlen, Gedanken, Emotionen … Dabei geht es immer um er- und gelebte Erfahrung. Erfahrung des *Ich-bin* im Sinne dieses Qi, im Sinne meines/unseren *Natur-Seins,* unseren *So-Seins* als Naturwesen.

Teresa von Avila, eine christliche Mystikerin des 16. Jh., schreibt, dass es sich bei meditativ-kontemplativer Praxis um eine sehr intensive, aber nüchterne Weise der Selbsterkenntnis handelt. Je weiter man ins *Innere* eindringt, desto *ehrlicher* wird der Blick auf sich selbst und damit auf all die Dinge, die man bisher für wichtig hielt. Nach und nach, so Teresa, ist der Praktizierende fähig, das eigene Leben mit allen Mängeln und Verstrickungen sehr nüchtern zu betrachten. Die regelmäßige Praxis der Meditationsübung ist für sie sicheres Mittel zum persönlichen Wachstum.[25]

Ob östlich oder westlich – kontemplative Techniken sind Aspekte menschlicher Bewusstseinsübung, wie sie seit unendlich langer Zeit rund um die Welt praktiziert werden. Man könnte Kontemplation als eine dem Mensch-Sein innewohnende Fähigkeit bezeichnen, die durch Ausbildung und Übung geschult werden und als Ausgangspunkt und Möglichkeit zur Entdeckung tieferer Schichten des eigenen Ichs dienen kann. Dies kann zu einer Reise zu gänzlich neuen, spannenden Aspekten der eigenen Persönlichkeit werden. Saskia Wendel spricht im Sinne westlicher Meditation und Mystik von Momenten des »Nach-und-Durchdenkens«[26], von Einkehr bei sich selbst und von der Beschäftigung mit existenziellen Fragen danach, wer ich bin und wie ich mich selbst und mein In-der-Welt-Sein gestalten will. Es geht um eine Auseinandersetzung mit dem ganz anderen in mir selbst und mit jenen, mit denen ich gemeinsam »Welt bin« und die mir begegnen. Deshalb sind diese Momente auch kein ausschließliches »Um-mich-selbst-Kreisen«, sondern eine Form der Selbst- und Persönlichkeitserfahrung. Für Waltraud Herbstrith, Leiterin eines Karmelitinnen-Klosters, ist der Prozess meditativer Erfahrung keine

Selbst-Bespiegelung, keine Selbstbetrachtung, sondern tiefes Eindringen in die eigene Mitte, in ein Tiefenbewusstsein, das verwandelt und verändert.[27] Es geht darum, das Loslassen und das Entspannen von falscher Spannung zu üben, um in die richtige Distanz zu Dingen und Menschen zu kommen, denn:

> Was wäre … unser Alltag ohne Meditation?
> Er gliche einer abgeschnittenen Blume, die auch
> in bereitgestelltem Wasser nur noch eine kurze
> Lebensdauer hat.
> Was wäre die Zuneigung zwischen Mann und Frau? …
> Was wäre Freundschaft ohne Meditation? …
> Was wäre Wissenschaft ohne Meditation?
> Ein bloß rationales Denken, abgeschnitten von der
> Tiefe des Bewusstseins, unfähig, den Menschen in
> eine größere Tiefe und Reife zu führen.[28]

Eine chinesische Antwort gibt uns Sun Bu Er:

> … werde einfach leer und bleibe still, und das ist
> alles …,

denn:

> Zur Wurzel zurückkehren, das nennt man innere Stille;
> innere Stille heißt zum Leben zurückgehen.

Östliche und westliche Erfahrungskontexte verweisen nicht auf ein passives Sich-Verlieren, sondern auf Achtsamkeit, auf emotional-gefühlshafte Wachheit, verbunden mit der Fähigkeit zu heilsamer Selbstkritik. Diese Interaktion braucht den ganzen Menschen, völlige Aufmerksamkeit und ein waches Mit-dabei-Sein. Im diesem gesamten Prozess ist der Mensch als ein Handelnder gefordert. Für diese Form der Aktivität braucht es allerdings ein Zulassen und Einlassen, ein aktives Warten. Es erfordert die Aufrechterhaltung subjektiven Wollens, nicht aber die Absicht, verstandesmäßig kontrollieren zu wollen. Einig ist man sich in östlichen und westlichen Erfahrungsberichten, dass diese Methoden großen Freiraum brauchen. Man solle sich davor hüten, so Sun Bu Er, diese Künste zu ersticken und aus einer lebendigen Methode eine tote zu machen. Der innere Erkenntnisprozess, so Teresa von Avila, solle nicht mit Strenge, sondern mit Sanftheit und Milde geschehen, denn die Seele brauche Freiraum für den Reifungsprozess. Man solle sie in ihrer Entwicklung weder einengen noch bedrängen.

Zu den »Ergebnissen« all dieser kulturübergreifenden Erfahrungsprozesse zählen wachsende Beziehungsfähigkeit, vermehrte Fähigkeit zu gemeinschaftlichem wertschätzenden Umgang, wachsende Kritikfähigkeit, stärkeres politisches Bewusstsein und mutigeres, selbstbestimmtes Auftreten. Emotionalität und Lebendigkeit im Sinne eines mutigen In-der-Welt-Seins bleiben nicht nur erhalten, sondern können auch authentischer gelebt werden. Meditative Praxis schafft Abstand, schafft Raum zu lebensweltlichen Bezügen, jedoch niemals Isolation und Distanz zu Welt und Wirklichkeiten. Dieses *mit sich selbst verbundene* Innehalten wiederum bringt Sensibilität für eigene Bedürfnisse und Notwendigkeiten mit sich. Eine heilsame Entschleunigung im Denken bedingt klarere und bewusstere Entscheidungen sowie wache Gelassenheit in Lösungsprozessen. All dies setzt natürlich eine reflexive Ebene voraus. Reflexion bedeutet in diesem Zusammenhang, dass ich mein *Tun* mit meinem ureigenen Selbst, mit meinen *Da-Sein* in der Welt in Beziehung setze und mein Wollen und Können liebevoll, aber auch kritisch unter die Lupe nehme. Es bedeutet auch, dass ich Erfahrungen und Veränderungen bemerke und prüfe. Nicht isolierte egohafte Körper- und Verstandeskontrolle oder irgendeine Leistung ist Ziel dieser Ausbildungen, sondern Persönlichkeitsentwicklung und Selbstverantwortlichkeit im Sinne eines heilsameren Umgangs mit sich selbst und seiner Umwelt. Gibt man der eigenen Persönlichkeit dabei viel Freiraum, so können Veränderungsprozesse im besten Sinne eines *Sich-selbst-sein-Lassens* unterstützt werden.

Mich selbst annehmen

Tina, eine junge Lehrerin, beschreibt ihre Anfänge im Lernen so: »Als ich vor Jahren krank im Bett lag und mein Lebensgefährte den Arzt in der Nacht holte, um nach mir zu sehen, fragte mich dieser, nachdem ich ihm meine Symptome aufgezählt hatte, nach meinem Beruf. Der Arzt sagte, dass ich den Satz ›Liebe deinen Nächsten wie dich selbst‹ umdrehen solle. Ich dachte kurz nach und drehte gedanklich den Satz um: ›Liebe dich selbst wie deinen Nächsten‹. Ich solle mir dies zu Herzen nehmen, meinte er, und aufpassen, dass ich nicht nur auf die anderen, sondern auch auf mich Acht gäbe. Durch die Aussagen des behandelnden Arztes wusste ich, dass ihm die Problematik in sozialen Berufen sehr gut bekannt war. Von diesem Menschen fühlte ich mich in der kurzen Zeit seiner Anwesenheit verstanden. Nach meiner Genesung war ich bemüht, mir den Satz immer wieder in Erinnerung zu rufen und mich ein wenig daran zu halten. Leider gelang es mir nur mangelhaft, und ich lebte in meinem Muster »In meiner Umgebung soll es allen gut gehen« weiter. Jahre vergingen, und ich lernte Tai Chi und Qi Gong kennen. Erst durch diese alte Praxis hat der Satz ›Liebe dich selbst wie deinen Nächsten‹ seine wirkliche Bedeutung für mich bekommen. Durch das Praktizieren der Übungen und das bewusste Beschäftigen mit meinem Qi habe ich gelernt, ganz bei mir zu sein. Jetzt versuche ich vielmehr, das zu tun, was mir gut tut. Negative Situationen, die ich früher einfach ›ausgehalten‹ habe, vermeide ich nun in meinem Leben.«

Keine Wahl

Eines Tages sitzt mir Philipp gegenüber. Seit ca. zwei Jahren beschäftigt er sich mit Tai Chi, Qi Gong und innerem Üben. Er druckst ein wenig herum, er will mich etwas fragen, aber weiß nicht, wie er es ausdrücken soll. Schließlich stellt er mir die etwas merkwürdige Frage, ob das Qi denn irgendwie moralisch sei. Langsam kommt er ins Reden, und nach und nach kommen wir seiner Frage auf die Spur. Seit er wirklich ins Üben hineingefunden hatte, begann eine intensivere Auseinandersetzung mit sich selbst. Das bedingte, dass seine Spannungen und Blockierungen vehementer in ihm arbeiteten, und er fühlte sich so, als ob ihm das Qi keine Wahl ließe und ihn drängte, ob er wollte oder nicht, auf seinen Körper und auf sein Qi zu hören. Vehement pocht da etwas an sein Inneres, auch wenn er es noch nicht fassen kann. Er weiß aber, dass ihn dieses Pochen an ihn selbst und an sein In-der-Welt-Sein erinnert. Zwei Jahre vergehen. Philipps Auseinandersetzung ist schmerzhaft, Veränderungsprozesse stehen an. Er nimmt die Herausforderung an, verändert sein berufliches Leben und schaut heute mehr auf sich selbst und die Seinen. Vor Kurzem erzählt uns Philipp, dass ein Therapeut gemeint habe, sein ganzes jahrzehntelang aufgebautes Kompensationssystem sei nun zusammengebrochen und er sei nun sozusagen am Kern seiner ›Problematik‹. Ich denke noch lange über diesen Ausspruch nach und wie gut es doch wäre, würden öfter mehrere Kompensationssysteme wie Kartenhäuser in sich zusammenstürzen.

Ein Weg … mein Weg … mein Großvater

Wolfram erzählt: »Mein Großvater kaufte sich vor vielen Jahren einen kleinen, kahlen Hügel im Mühlviertel. Er klopfte Samen aus Tannen und Fichtenzapfen, trocknete sie, setzte sie in kleine Beete und zog die Setzlinge groß wie seine Kinder. Dann bepflanzte er den kahlen Hügel über viele Jahre mit tausenden von Setzlingen. Heute ist dort ein dichter, fruchtbarer Wald, auch wenn unsere Familie und mein Großvater schon lange fort sind. Dieser Hügel war über viele Jahre ein Ort meiner glücklichen Kindheit, voll von geheimnisvollen Abenteuern. Mein Großvater liebte die Natur und die Sonne. Er pflegte seine Pausen, ob der Alltag nun hektisch war oder nicht. Er nahm sich seine alte Luftmatratze ohne Luft und legte sich an einen Platz in der Sonne, um Zeitung zu lesen oder einfach zu dösen, jederzeit, wenn die Sonne schien. Er war und ist mir ein wichtiges Vorbild. Ich hatte zumeist den Eindruck, dass er sein Leben so lebte, wie es ihm gerade Bedürfnis war. Auch wenn sein Leben nicht immer geradlinig verlief und er seine Schicksalsschläge hatte, so strahlte er zumeist eine tiefe Zufriedenheit aus, vielleicht weil er bei sich und dem Leben war. Er schien sehr bewusst den Augenblick zu leben und ihn in vollen Zügen zu genießen. Er war in der Natur. Er war Natur. Als er starb, schien er leicht zu gehen. Vielleicht, weil er seine Augenblicke gut gelebt hatte. Vielleicht, weil er viele gute Augenblicke hatte. Ich trage diese Bilder in meinem Herzen und hoffe, mit der Praxis von Qi Gong und Meditation, Muße, Gelassenheit, Klarheit, Zufriedenheit und Gesundheit in mein Leben zu bringen. Ich hoffe, dass ich meine guten Augenblicke erkenne und lebe.«

Freiheit und Kreativität als Musikerin

Franziska, eine junge, klassisch ausgebildete Musikerin, spricht über ihre Suche nach Freiheit, Lebendigkeit und Improvisation: »Oft traf ich die Meinung an: ›So ist's richtig. So gehört es … und das ist falsch.‹ Das kann ich persönlich nicht vertreten, weil ich denke, dass es immer mehrere Wege gibt. Diplomatie und Kompromissbereitschaft waren meine Wegbegleiter in meiner Arbeit mit klassischen Musikern. Alles, was mir blieb, war der innige Wunsch, in eine andere Richtung zu gehen, meine Ziele zu erreichen, auch wenn ich nicht wusste, wie das funktioniert. Oft kam mir der Leitsatz aus dem Qi Gong in den Sinn: ›Kommt Ye – kommt Qi – kommt Shen.‹ So stand auch bei mir der Gedanke, die Vorstellung, am Beginn aller weiteren Prozesse. Ich fragte mich, wie es sein könne, dass ich im Qi Gong, das ich erst seit drei Jahren lerne, so viel mehr erfinde, kreativ gestalte, Ideen für neue Übungen habe usw. und in der Musik, die ich nun schon seit 16 Jahren lerne, nicht. Ich ging diesen Fragen auf den Grund. Warum bin ich im Qi Gong kreativ? Weil die Arbeitsweise im Qi Gong eine sehr freie, individuelle, kreative ist. Immerhin ist das Energiesystem jedes Menschen anders, weshalb man täglich versucht, seinem eigenen System besser gerecht zu werden. Überhaupt ist es im Qi Gong ein großes Ziel, frei und offen zu werden für Bewegungen des körpereigenen Qi, das einen selbst wiederum bewegt. Übungen entstehen erst dann von selbst, wenn ich mich in diese Energie versetzen kann, gewisse Abläufe in meditativer Weise wiederhole und warte, bis etwas Neues daraus entsteht. Es ist ein Sich-bewegen-Lassen von Qi. Qi Gong und Tai Chi wurde mir auf diese Weise beigebracht. Dank meiner Qi Gong-Praxis konnte ich den Grund meines Problems erkennen. Ich entdeckte, dass ich Musik so praktiziere, wie es mir beigebracht wurde, und beigebracht wurde es mir in nicht freier Weise. Ich bemerkte, dass ich im musikalischen Bereich schlichtweg blockiert war. Das bedeutete umso mehr Motivation für mich, etwas zu verändern. Es ist möglich für mich, auch in der Musik frei zu werden. Selbst wenn ich noch nicht weiß, wie! Qi Gong ist das Vorbild.« Franziska arbeitet zurzeit ganz aktiv mit Improvisation und viel Freude an ihrer neuen Ausrichtung als Musikerin.

Christians Plattenlabel

Christian, ein sympathischer junger Mann, »werkelte« lange an seiner Schulterverspannung. Beruflich saß er viel (und ungern) am Computer und schrieb seine Verspannung diesem Umstand zu. Nichts schien so recht zu nützen. Je mehr er übte und sich mit sich selbst beschäftigte, desto vehementer meldete sich seine Verspannung. Schließlich bemerkte ich, wie er sich irgendwie veränderte. Er wurde stiller, einwendiger – wie wir Österreicher sagen. Dann hörte ich länger gar nichts von ihm. Schließlich erreichte mich eine E-Mail: »Ich komme nicht zum Abschlussseminar, bin unterwegs. Habe gelernt, mehr auf mein Inneres zu horchen, und mir schließlich einen lang ersehnten Wunsch erfüllt. Hab' meinen Beruf an den Nagel gehängt und mit einem Freund ein Plattenlabel gegründet und bin schon europaweit unterwegs.« Tja, da freuten wir uns!

Mein Garten

Herta berichtet über ihre Erfahrung mit dem Qi: »Ungefähr im ersten Ausbildungsjahr, in einer Phase, in der alles sehr unklar und vage schien – das Qi sollte überall sein, in Meridianen fließen usw. –, kamen mir Gedanken des Zweifels. Je mehr ich mich anstrengte, in die neue Materie einzutauchen, desto abstrakter und unerreichbarer kamen mir die Inhalte vor. Nach einem Wochenendseminar zu Hause angekommen, widmete ich mich deshalb ausgiebig meinem Garten, der mir vertraut war und nach einem heißen Sonnentag nach Wasser lechzte. Als ich das gesammelte Regenwasser zu den trockenen Pflanzen umleitete und sich das Wasser mit glucksendem, fast glückseligem Geräusch um die Wurzelstöcke von Funkien, Farnen und Hosta-Gewächsen ergoss, kamen mir Parallelen zum Seminar an diesem Tag. So wie die Funkien saftig grüne Blätter und prächtige Blüten bilden, sofern sie auch als Schattengewächse mit ausreichend Aufmerksamkeit, Liebe und Feuchtigkeit bedacht werden, so sollte auch das Qi entlang der Meridiane in alle Winkel unseres Körpers gelangen. Den eigenen Körper zu vernachlässigen oder nur einseitig zu versorgen, gleicht einem Garten, dessen Schattengewächse oder Sonnenanbeter nicht nach ihren Bedürfnissen und somit ohne Nachsicht betreut werden. Das Qi fließt dann ohne Reflexion, blockierte Bereiche werden nicht erreicht und vertrocknen, anstatt saftig und lebensfroh zu gedeihen. Statt wunderschöner Blütenköpfe, die sich durch die gute Betreuung bilden, bleiben diese besonderen Momente im Leben aus, können sich aufgrund der Vernachlässigung nicht entwickeln und lassen uns in einem grauen Alltag zurück. Endlich hatte ich verstanden, dass das Qi, dem Regenwasser gleich, als Quelle der Lebensenergie in unserem Organismus dient.«

Anhang

Anmerkungen

1 Aus Gründen der besseren Lesbarkeit wurde im ganzen Text auf die gesonderte Nennung der weiblichen Form verzichtet. Leserinnen sind hier selbstverständlich auch angesprochen.

2 Vgl. Wolfgang Bauer: Geschichte der chinesischen Philosophie, München 2001, 76 ff.

3 Wolfgang Schmidt verweist in seinem Werk »Der Klassiker des Gelben Kaisers zur Inneren Medizin«, Freiburg 1993, darauf, dass das Huangdi Neijing (chin. Bezeichnung) dem legendären Gelben Kaiser, der 2698–2589 v. Chr. gelebt haben soll, zugeschrieben wird. Dabei handelt es sich aber ziemlich sicher um eine »legendäre Gestalt«. Die wahrscheinlicheren Datierungen liegen zwischen dem Zeitraum von 1040 v. Chr. bis 24 n. Chr. Eindeutig ist aber, dass dieses Werk mit dem Yijing in Zusammenhang gebracht wird, welches sich auf König Wen (um 1150) der Zhou-Dynastie als Autor bezieht. In jedem Falle ist dieser Klassiker, der auch heute noch das Hauptwerk der traditionellen chinesischen Medizin darstellt, eine Sammlung an Literatur aus verschiedenen Quellen, die ihre Anfänge schon in sehr früher chinesischer Zeit haben.

4 Vgl. Thomas Cleary: Das Tao der weisen Frauen, München 1993, 8.

5 Vgl. Bauer, 57.

6 Vgl. Manfred Kubny: Qi – Lebenskraftkonzepte in China. Definitionen, Theorien und Grundlagen, Heidelberg 1995, 144.

7 Qi ist für die alte chinesische Kultur ganz eindeutig fassbare Realität und Entität (ein philosophischer Begriff für etwas Seiendes, konkret Erfahrbares).

8 Dieses und dic weiteren im Text hervorgehobenen Zitate stammen aus Projektarbeiten im Rahmen der Qi Gong-Ausbildung oder aus den Unterrichtserfahrungen der Autorin.

9 Im den westlichen Konzeptionierungen der chinesischen Medizin ist die Lehre der Fünf Elemente derzeit sehr populär. Diese ist jedoch

nur eine von vielen derartigen Konzepten und hat ihren Ursprung im Vergleich erst spät, etwa im 2. Jh. v. Chr.

10 »Ich könnte den Begriff Qi als Konzept sowohl materiell, spirituell, bewegt, psychisch, emotional, neutral und unitär, vielzählig, als auch primordial, biologisch und physiologisch, lebensfördernd und lebensbeeinträchtigend bezeichnen, ohne in einen Widerspruch mit einer absoluten Wahrheit des chinesischen Weltbildes zu geraten«, M. Kubny, 7 f.

11 Der Energieerhaltungssatz besagt, dass die Energie auf unserer Welt konstant ist, nicht erzeugt, sondern nur umgewandelt werden kann.

12 Interessant im Rückblick sind auch die allerersten Deutungsversuche. Als die jesuitischen Missionsmönche im 17. Jahrhundert China bereisten und mit dem Qi der Chinesen als selbstverständlichem Teil des Lebens konfrontiert wurden, versuchte man diesem Phänomen mit der Übersetzung *spiritus* bzw. *spiritus sanctus* gerecht zu werden. Später waren auch der Begriff *pneuma* oder Vergleiche mit magnetischen Kräften gebräuchlich (siehe dazu ebenfalls Kubny, 12 ff.).

13 Vgl. Kubny, 57.

14 Vgl. Way Sun Liao, 32 ff.

15 Ebenda 69.

16 Petra Kobayashi: Der Weg des T'ai Chi Ch'uan, München 1993, 23.

17 In der Literatur werden diese »Techniken« der daoistischen Meditation auch »embryonales Atmen« genannt. Diese Metapher bezieht sich auf den Zustand der embryonalen Phase, der sich durch ein immerwährendes »Werden« auszeichnet, Qi wird dabei aufgebaut (Vor-Himmels-Zustand). Ist das Kind auf der Welt, so wird zwar Qi weiter aufgebaut, aber auch schon Qi verbraucht (Nach-Himmels-Zustand). In der daoistischen Meditation/Kontemplation gelangt man in einen Zustand des »Wie von selbst«, der Regeneration und Nährung des Qi.
Vgl. dazu auch: John Blofeld: Der Taoismus oder die Suche nach Unsterblichkeit, Originalausgabe, London 1979, 4. Auflage, München 1994.

18 Diesen und weitere Fachbegriffe aus dem Qi Gong und Tai Chi finden Sie im Glossar.

19 *Zentrum drehen* bedeutet hier, den ganzen Bereich des Beckens zu drehen, das heißt, das Becken bewegt sich rund um die Körperachse; dabei die Wirbelsäule »in Ruhe lassen«, den Rumpf als Ganzes bewegen.

20 Langer Rücken meint immer, dass die Wirbelsäule entspannt und nicht gekrümmt ist.

21 Bei allen Übungen mit der Bezeichnung »Dantian« ist immer das untere Dantian gemeint, siehe Glossar.

22 Welche Seite Sie wählen, entscheiden Sie einfach spontan. Im weiteren Üben ist es gut, darauf zu achten, abwechselnd immer wieder beide Seiten zu üben.

23 Vgl. Saskia Wendel: Affektiv und inkarniert, Ansätze deutscher Mystik als subjekttheoretische Herausforderung, Regensburg 2002, 35 f.

24 Besonders im Kontext der Focusing-Therapie/Körperorientierten Psychotherapie fand ich gute Anregungen, um meine diesbezüglichen Überlegungen und Übungsansätze weiterentwickeln zu können.

25 Teresa von Avila: Weg der Vollkommenheit, Kap. 38/2 und 24/3; in: Ulrich Dobhan/Elisabeth Peeters, (Hrsg.): Teresa von Avila, Weg der Vollkommenheit, Freiburg 2003, 213 f. und 162.

26 Vgl. Sakia Wendel: Affektiv und inkarniert. Ansätze deutscher Mystik als subjekttheoretische Herausforderung. Regensburg 2002.

27 Vgl. Waltraud Herbstrith: Verweilen vor Gott. Mit Teresa von Avila, Johannes vom Kreuz und Edith Stein. Mainz 1993, 32.

28 Ebenda, 19 f.

Abdrucknachweis:

S. 163 aus: Waltraud Herbstrith, Verweilen vor Gott. Mit Teresa von Avila, Johannes vom Kreuz und Edith Stein

Fachbegriffe

Baihui	wörtl.: »hundertfaches Zusammentreffen«; energetischer Bereich am Scheitelpunkt
Dantian	Energiezentrum Im Verlauf dieses Buches ist mit der Bezeichnung »Dantian« immer das untere Dantian gemeint.
Unteres Dantian	energetisches Zentrum im Bereich ca. drei Finger unter dem Nabel im Unterbauch
Mittleres Dantian	energetisches Zentrum im Bereich der Brustmitte
Oberes Dantian	energetisches Zentrum im Bereich der Mitte des Gehirns
Feinstoffe	Inhaltsstoffe des Qi
Huyin	wörtl.: »Treffpunkt des Yin«; energetischer Bereich am Damm
Inneres Pendel	Achse Baihui–Huyin
Laogong	wörtl.: »Palast der Arbeit«; energetisches Zentrum in der Mitte der Handflächen

Meridiane	Energiebahnen
Qi	Energie, Lebenskraft, Information
Qi Gong	Arbeit mit Qi, Arbeit mit der Lebenskraft
Ren	Mitmenschlichkeit
Shen	Bewusstsein, Geist
Song	Zustand des Loslassens
Tai Chi	wörtl.: »der Firstbalken«; das »Höchste« im Sinne eines höchsten Prinzips, schrankenlose Existenz, das Urprinzip und Zusammenspiel der Yin- und Yang-Kräfte im Universum
Ye	Vorstellungskraft, Gedanke
Yongquan	wörtl.: »Sprudelnde Quelle«; stark energetischer Bereich in der unteren Mitte des Fußballens

Literatur

Barrow, John D.: *Natur der Natur. Wissen an den Grenzen von Raum und Zeit.* Heidelberg 1993.

Bauer, Michael: *Geschichte der chinesischen Philosophie.* München 2001.

Bauer, Wolfgang: *China und die Hoffnung auf Glück.* München 1989.

Blofeld, John: *Der Taoismus oder die Suche nach Unsterblichkeit.* München 1994.

Cleary, Thomas: *Das Tao der weisen Frauen.* München 1993.

Dobhan, Ulrich/Peeters, Elisabeth (Hrsg.): *Teresa von Avila. Weg der Vollkommenheit.* Freiburg 2003.

Gabriel, Werner: *Vier Vorlesungen aus der Geschichte der chinesischen Philosophie und Erkenntnistheorie.* Skriptum des Instituts für Philosophie der Universität Wien. Wien 2002.

Granet, Marcel: *Das chinesische Denken. Inhalt-Form-Charakter.* München 1985.

Herbstrith, Waltraud: *Verweilen vor Gott. Mit Teresa von Avila, Johannes vom Kreuz und Edith Stein.* Mainz 1993.

Kobayashi, Petra: *Der Weg des T'ai Chi Ch'uan.* München 1993.

Kubny, Manfred: *Qi – Lebenskraftkonzepte in China.* Heidelberg 1995.

Margreiter, Reinhard: *Erfahrung und Mystik. Grenzen der Symbolisierung.* Berlin 1997.

Möller, Hans-Georg: *In der Mitte des Kreises. Daoistisches Denken.* Frankfurt 2001.

Schmidt, Wolfgang: *Der Klassiker des Gelben Kaisers zur Inneren Medizin.* Freiburg 1993.

Waysun Liao: *Die Essenz des Tai Chi.* München 1995.

Wendel, Saskia: *Affektiv und inkarniert. Ansätze deutscher Mystik als subjekttheoretische Herausforderung.* Regensburg 2002.

Projektarbeiten aus der Schule für Tai Chi & Qi Gong, Linz

Greinstetter, Inge: *Warum Qi Gong*. Linz 2006.
Handorfer, Wolfram: *Augenblicke – Leben im Jetzt*. Linz 2007.
Fleischhanderl, Franziska: *Qi Gong in kreativen Prozessen*. Linz 2007.
Luftensteiner, Viktoria: *Vorstellung – eine Projektarbeit*. Linz 2006.
Mitterlehner, Burgi: Projektarbeit: *Mein Qi Gong*. Linz 2005.
Schlechta, Ranghild: *Qi Gong im Schulalltag*. Linz 2006.
Weiss, Gerlinde: *Innere und äußere Haltung*. Linz 2006.

Herzlichen Dank allen Schülern für ihre liebevolle Mitarbeit und die Erlaubnis, aus den Projektarbeiten zu zitieren.

Über die Autorin

Seit über 20 Jahren widmet sich Alexandra Tschom intensiv den alten östlichen Künsten des Qi Gong und Tai Chi, der Praxis daoistischer Meditation und dem therapeutischen Qi Gong. Verschiedene Aus- und Fortbildungen in westlicher Körperarbeit, Beratung und Therapie und schließlich das Studium der Philosophie und Kunstwissenschaften ermöglichen es der Autorin, östliche und westliche Lebensphilosophie zu verschmelzen.

Alexandra Tschom ist Lehrtrainerin der IQTÖ (Interessenvertretung der Qi Gong und Taiji Quan LehrerInnen Österreichs) und betreute mehrere Ausstellungen und Performanceprojekte in östlicher experimenteller Arbeit.

Sie lebt in Linz und betreibt ein Ausbildungs- und Beratungsinstitut für Qi Gong, Tai Chi, therapeutisches Qi Gong und praktische Philosophie.

Kontaktadresse

Qi Gong und Tai Chi
Beratung und Praktische Philosophie e. U.
Alexandra Tschom
Volksfeststraße 20
A-4020 Linz
www.taichi-qigong.at